CÓMO CURA EL LIMÓN

Francesc J. Fossas

CÓMO CURA EL LIMÓN

Primera edición de bolsillo: junio 2006

REF.: OBOL030 / ISBN: 84-7871-603-3
DEPÓSITO LEGAL: B.30.614-2006
Composición: Manuel Rodríguez
Impreso por Cayfosa (Barcelona)

Índice

Prefacio

Los conocimientos sobre alimentación, nutrición y dietética han experimentado una espectacular evolución en las últimas décadas. En esta última etapa, se ha producido un importante avance en el conocimiento de los oligoelementos —pero también en el estudio de las vitaminas, con sus consecuencias sobre la salud en los estados precoces de deficiencia—, y ha abierto nuevas expectativas que ni se sospechaban. Todo ello sin dejar de profundizar en el estudio de los macronutrientes, lo cual ha permitido matizar mucho mejor cuáles son sus efectos sobre el organismo y sus aplicaciones en fisiología y patología.

Sin embargo, es un área demasiado amplia y compleja para pensar que se conoce con precisión. Ya en el siglo XXI siguen existiendo innumerables grietas en este edificio, que lo hacen tambalear desde sus cimientos. Recientemente, se están abriendo, además, nuevas perspectivas al estudiar los efectos sobre nuestro organismo de nuevos componentes no nutricionales, y no sería de extrañar que empezasen a aparecer evidencias en este sentido. Queda, pues, mucho por saber, si lo que se pretende conocer es la alimentación humana. Es tanto como decir que pretendemos conocer nuestra biología y fisiología, nuestra cultura y el medio en que vivimos.

La alimentación es un fenómeno íntimamente ligado a nuestras vidas, y sea cual sea nuestro camino futuro, seguirá unida a nuestro entorno. Por eso es aconsejable respetarla profundamente y modificarla sólo en los momentos en que reconozcamos nuestra ignorancia y que somos una pieza más de un rompecabezas tan complejo como maravilloso al que llamamos *vida*.

INTRODUCCIÓN

Si bien por ser un acto cotidiano puede parecernos que conocemos muy bien nuestra propia alimentación, la verdad es que para la mayoría de nosotros esconde seguramente muchos secretos y enigmas, distando de ser bien conocida. Por nuestra cabeza bailan un montón de datos procedentes de aquí y de allá que, junto con nuestras propias vivencias, han dibujado nuestro modelo alimentario actual. Ahora bien, muchos de esos datos que tanto nos condicionan no son ciertos: forman parte del bagaje de mitos, medias verdades, falsedades absolutas, opiniones interesadas y equívocas asociaciones que envuelven la alimentación. Muy a menudo, desconocemos también muchas de nuestras posiciones con respecto a los alimentos, porque se sustentan en nuestro mundo inconsciente (ya veremos que existe un estrecho vínculo entre alimentación y psicología).

Conocer esta faceta de nuestra vida y estar bien informados con respecto a nuestra alimentación comporta tomar las riendas de ésta, dejar de ser sujetos pasivos y vivirla con responsabilidad. Para ello, es necesario conocer los alimentos con los que habitualmente estamos en contacto, su composición, sus posibilidades, sus limitaciones... En el marco de este objetivo se encuentra este libro, que pretende dar a conocer los aspectos prácticos más interesantes y mejor contrastados de una de nuestras frutas habituales.

Así, a modo de introducción, hablaremos en un primer capítulo de los orígenes del limón, de sus características botánicas y de la difusión de su cultivo, para abordar a continuación los aspectos nutritivo y salutífero de este cítrico, haciendo especial hincapié en sus usos y abusos, y en las indicaciones y restricciones de su consumo.

Concluiremos comentando algunas de sus aplicaciones prácticas y su gran versatilidad en la cocina, como ingrediente de múltiples platos y diversos preparados.

Generalidades

UN POCO DE HISTORIA

Los cítricos, en su conjunto, se consideran plantas que tuvieron su origen en las regiones tropicales y subtropicales de Asia, difundiéndose posteriormente su cultivo a diferentes zonas del mundo.

El limonero silvestre quizá sea originario del norte de la India, donde crece espontáneamente a los pies del Himalaya. Las plantaciones de Asia, donde se originó, han mantenido su tradicional forma de cultivo.

Se cree que algunas especies fueron cultivadas ya desde muy antiguo (siglo II a. C.), en un principio con una finalidad distinta de la alimentaria (jardinería, perfumería).

El cultivo europeo del limonero se inició mediante técnicas y plantas árabes, posiblemente en el siglo XIII en España o Sicilia. Es significativa en este sentido la procedencia árabe *(lymon)* de la palabra *limón*.

Como cultivo comercial no se empezó a extender hasta finales del siglo XVIII por algunas regiones de Europa, especialmente la zona del Levante español. Fue en esa época cuando se supo que el limón prevenía y curaba el escorbuto. A finales del siglo XIX, el limón se extendió por determinadas zonas

13

de América del Norte (California, Florida y posteriormente Arizona).

En la actualidad existen múltiples variedades de este árbol.

CLASIFICACIÓN

El limón pertenece a la familia de los cítricos, que tiene otros miembros destacados como la naranja, el pomelo, la mandarina y la lima.

La denominación de *cítricos* se ha aplicado desde tiempos lejanos a diferentes tipos de frutas. Fue en el año 1957 cuando se sugirió llamar *cítricos* a aquellas frutas de la familia rutácea que pertenecen a los géneros *Citrus, Fortunella* y *Poncirus,* si bien sólo tienen importancia comercial algunas especies del género *Citrus*.

El limón se clasifica dentro del grupo de las frutas ácidas.

PRODUCCIÓN Y CONSUMO

La producción mundial de cítricos en 1980 fue de 56,6 millones de toneladas y aumentó en 1990 hasta 67,6 millones. Del total de esa producción, más del 70 % corresponde a la naranja que es, sin duda, el cítrico más importante cuantitativamente hablando. Le siguen de lejos las mandarinas, con alrededor de un 13 %, y después las limas y limones que, conjuntamente, representan, con 6,6 millones, alrededor del 10 %.

España ocupa un lugar destacado en la producción de cítricos: en 1990 fue el tercer productor mundial de naranjas por detrás de Brasil y Estados Unidos, y el primer productor de mandarinas por delante de Japón.

Asimismo, es uno de los principales países en la producción del limón. El protagonismo de la gran producción española recae casi totalmente a la región levantina, especialmente en las provincias de Valencia, Alicante y Murcia. La mayor parte de nuestra producción de cítricos (alrededor de un 80 %) se exporta. El porcentaje restante se destina a las industrias alimentaria y farmacéutica, y al consumo de la población.

Al margen de los países citados, Italia, México, la India, Egipto y Argentina son también potencias mundiales en la producción de cítricos.

Habida cuenta de que los principales países productores se encuentran fundamentalmente en zonas subtropicales, puede deducirse que el limón se desarrolla mejor en un clima templado o caluroso, húmedo (si los veranos son secos es necesario el regadío) y, sobre todo, constante a lo largo del año.

Entre las variedades comercializadas más importantes figuran la eureka y lisboa en los Estados Unidos, femminello y monachello en Italia y bernia en España, que, si bien no es de las más apreciadas, es muy productiva.

La producción y comercialización de los cítricos como fruta fresca, o de sus derivados y subproductos, se ha convertido en una importante página del comercio internacional y su consumo es, en la actualidad, un indicador utilizado para determinar el nivel de vida de los pueblos.

CARACTERÍSTICAS DEL FRUTO

El tipo de fruto al que pertenece el limón se denomina *hesperidio*.

Si bien algunas características pueden diferir de una variedad a otra, podemos generalizar diciendo que, en lo referente a su aspecto externo, el limón es un fruto de forma ovoide, de unos 6 cm de diámetro y 10 cm de largo, que termina con una protuberancia mamiliforme, y posee una piel más o menos rugosa de color verde cuando el fruto está inmaduro y de un intenso color amarillo cuando ha madurado.

Por lo que respecta a su interior, se pueden distinguir tres partes morfológicamente distintas:

- *Exocarpio* o *flavedo*. En él están contenidos los distintos carotenoides que dan el color característico al fruto y unas glándulas aceitosas que contienen un aceite esencial al que se asocian otros constituyentes no hidrosolubles; no obstante, también se han observado pequeñas bolsas de aceite embebidas en las vesículas que contienen el zumo. Ésta es la parte utilizada preferentemente en la elaboración de la esencia o aceite esencial de limón.

- *Mesocarpio* o *albedo*. Inmediatamente debajo del exocarpio se sitúa el mesocarpio. Es de color blanco y está formado por grandes células parenquimatosas ricas en sustancias pécticas y hemicelulosas. La combinación del flavedo y el albedo se denomina *pericarpio*, conocido comúnmente como corteza o piel.

- *Endocarpio* o *pulpa*. Es la parte utilizada habitualmente y de donde se extrae el zumo. Consta de un corazón central del que parten radialmente unas membranas que lo dividen en segmentos o gajos. Es de un color amarillo menos intenso que el exocarpio y muy jugoso, debido a su gran contenido en agua.

El limón suele clasificarse, junto con frutas como la naranja, el pomelo, la piña, la fresa, la uva, etc., como una fruta no climatérica (se denomina *climaterio* a un incremento de la respiración que se produce en el estado de maduración).

Este tipo de frutas suele madurar en la propia planta. Las frutas climatéricas (manzana, plátano, aguacate, melocotón, ciruelas, etc.) pueden seguir madurando tras su cosecha.

Ello no quiere decir, ni mucho menos, que este tipo de fruta se recoja siempre madura; la maduración de las frutas está directamente relacionada con la síntesis de etileno. Éste y los compuestos que lo producen en determinadas condiciones son utilizados para acelerar la maduración. Por ejemplo, en el caso de los cítricos, su uso tras la recolección produce una aceleración de la maduración.

De hecho, los limones se recogen en enero, agosto y noviembre, antes de que su color verde pase a amarillo.

No se debe olvidar que el Código Alimentario Español contempla el concepto de *madurez comercial,* que se define como «el estado que precede a la maduración fisiológica de la fruta y que permite que los frutos puedan soportar el transporte y la manipulación, ser almacenada en buenas condiciones hasta el momento de su consumo y responder a las exigencias comerciales que se establezcan».

El limón, como los demás cítricos, tiene como uno de sus principales atributos el aroma, junto con el sabor, lo cual es importante si se considera que el hombre se ha guiado en la selección de su alimentación, desde los tiempos más remotos, tanto por el aspecto visual como por los estímulos producidos en los órganos receptores del olor y del sabor, es decir, por lo que hoy se podría llamar *flavor* o *percepción integral global* de todos los sentidos que participan en el momento de consumir el alimento.

En los cítricos, el aroma es el resultado de la presencia en ellos de un gran número de constituyentes que se encuentran en concentraciones muy variables. Las sustancias olorosas características que aportan a cada especie su aroma propio son principalmente aldehídos, cetonas, ésteres, alcoholes e hidrocarburos terpénicos.

El limón como nutriente

Los alimentos proporcionan los nutrientes necesarios para cubrir nuestras necesidades nutricionales. Cada alimento tiene su propia composición nutricional. Ahora bien, los alimentos son mucho más que una mezcla de hidratos de carbono, grasas, proteínas, vitaminas o elementos químicos; junto a ellos, encontramos:

- Cientos o miles de sustancias naturales propias de cada alimento (pigmentos, ácidos orgánicos, alcaloides, compuestos volátiles, taninos, principios amargos, etc.), que no son nutrientes y que, evidentemente, pueden ejercer un impacto sobre nuestra salud, favorable o desfavorable, pero cuyos efectos comienzan a ser estudiados en la actualidad y son, en general, muy poco conocidos. Se sabe que algunos de ellos ejercen una influencia negativa sobre la biodisponibilidad de algunos nutrientes y por ello son llamados *antinutrientes*.

- Toda una serie de sustancias que se caracterizan por no ser propias del alimento y que le son añadidas voluntariamente (aditivos, pesticidas, etc.) e involuntariamente (contaminantes y microorganismos patógenos).

Es cierto que mientras que para la ingestión de las primeras no está a nuestro alcance efectuar ninguna modificación, la ingesta de las sustancias añadidas puede, hasta cierto punto, depender ampliamente de nuestra elección a la hora de hacer la compra del alimento (cultivo biológico, que no contenga aditivos, información sobre el origen del alimento, etc.) y de los cuidados que le prestemos al manipularlo en casa.

Trataremos, en los párrafos siguientes, de abordar estos puntos aplicándolos al limón, mientras recordamos una idea que nos parece fundamental: ningún elemento del ambiente al que se halla expuesto el ser humano es tan químicamente complejo como los alimentos. Por ello es difícil establecer una relación entre alimentación y salud.

Contenido nutricional

El limón pertenece a uno de los grupos de alimentos básicos de nuestra alimentación, el de las frutas, y podemos decir, en general, que responde a las características nutricionales de este grupo. No obstante, tiene unas particularidades dignas de destacar que mencionaremos a continuación (véase la tabla I). Además, el limón, como alimento, posee algunas características que lo diferencian del resto de las frutas y que tienen un efecto determinante a la hora de valorar tanto su contenido nutricional como su contribución a la cobertura de las necesidades nutricionales: así, por ejemplo, su propia acidez (pH 2,5), ligada a su bajo contenido en hidratos de carbono, hace que, en la práctica, casi nunca se consuma la fruta entera, sino únicamente el zumo (y el contenido nutricional de ambos es distinto, tal y como puede verse comparando las tablas I y II). A ello debe añadirse el hecho de que el zumo de limón tampoco se toma en estado puro, como es el caso del resto de los zumos de las demás frutas, sino diluido con agua, lo cual hace que las cantidades ingeridas sean muy a menudo inferiores.

Al hablar del contenido nutricional de los alimentos se han de mencionar algunas cuestiones ligadas a sus tablas de composición. Estas tablas son, en la práctica, la única herramienta válida para convertir los alimentos en nutrientes. No obstante, su utilización presenta algunas limitaciones importantes que se justifican por los siguientes motivos: el contenido en nutrientes de un alimento depende no sólo del tipo de alimento, sino también de la variedad, de la zona geográfica donde se ha producido y, en el caso de las frutas, ¡incluso de su ubicación en el árbol!, de su manipulación posterior, etc. Todo ello explica por qué pueden encontrarse diferencias sustanciales entre las diferentes tablas publicadas y por qué deben tomarse las cifras como puntos de referencia y jamás como cifras exactas. Para la elaboración de esta obra hemos utilizado algunas de las tablas publicadas que ofrecen mayor garantía en la actualidad (véase la *Bibliografía*).

Agua

Aproximadamente el 90 % del peso de 100 g netos de limón es agua, siendo, junto a la sandía y el melón, una de las frutas con mayor contenido en este elemento. El agua, parte constituyente de los alimentos, contribuye, juntamente con la de las bebidas y el agua metabólica, a compensar las pérdidas diarias que se producen por la orina, pulmón, piel y heces. Es evidente que cuanta más agua de constitución ingiramos menores serán nuestras necesidades de beber.

Macronutrientes

Las frutas no destacan por su contenido en macronutrientes. Sólo es significativo, en algunas más que en otras, su contenido en hidratos de carbono (en forma de glucosa, fructosa y sacarosa), mientras que el contenido en proteínas y grasas es muy reducido. En el caso concreto del limón, el contenido en estos dos últimos macronutrientes es muy parecido al de muchas otras frutas comunes y, en la práctica, su aportación a la cobertura de las necesidades diarias es muy poco significativa. Así, por ejemplo, un hombre de 70 kg de peso debería tomar

TABLA I. CONTENIDO NUTRICIONAL DEL LIMÓN
(por 100 gramos de alimento ingerido)

	Unidades	Media	Oscilación
Energía	kcal	35,48	
Fibra	%	36	20-53
Nutrientes principales			
Agua	g	90,2	89,30-91,00
Proteínas	g	0,70	0,30-0,90
Grasas	g	0,60	—
Hidratos de carbono metabolizables	g	3,16	—
Glucosa	g	1,40	—
Fructosa	g	1,35	—
Sacarosa	mg	410,00	—
Ácidos orgánicos metabolizantes	g	4,88	—
Minerales	g	0,50	—
Minerales y oligoelementos			
Boro	microgramos (µg)	175,00	140,00-210,00
Bromo	µg	38,00	—
Calcio	miligramos (mg)	11,00	10,00-40,00
Cinc	µg	106,00	30,00-200,00
Cloro	mg	4,50	—
Cobre	µg	129,00	74,00-400,00
Flúor	µg	10,00	2,80-17,40
Fósforo	mg	16,00	10,00-22,00
Hierro	µg	450,00	100,00-600,00
Magnesio	mg	28,00	—

TABLA I. CONTENIDO NUTRICIONAL DEL LIMÓN *(Continuación)*
(por 100 gramos de alimento ingerido)

	Unidades	Media	Oscilación
Minerales y oligoelementos			
Manganeso	µg	42,00	0,00-50,00
Níquel	µg	20,00	16,00-22,00
Potasio	mg	149,00	148,00-150,00
Selenio	µg	1,02	1,00-12,00
Sodio	mg	2,70	2,00-3,00
Yodo	µg	1,49	0,50-1,60
Vitaminas			
A (betacaroteno)	µg	3,40	—
K	µg	0,20	—
B_1 (tiamina)	µg	51,00	34,00-60,00
B_2 (riboflavina)	µg	20,00	10,00-34,00
B_3 (nicotinamida)	µg	170,00	100,00-230,00
B_5 (ácido pantoténico)	µg	270,00	260,00-270,00
B_6 (piridoxina)	µg	60,00	45,00-100,00
B_9 (ácido fólico)	µg	7,00	6,10-8,10
C (ácido ascórbico)	mg	50,68	35,00-62,00
Ácidos de la fruta			
Málico	mg	200,00	—
Cítrico	g	4,68	3,50-7,20
Ferúlico	mg	1,40	—
Cafeico	mg	2,10	—
Paracumárico	mg	600,00	—
Salicílico	µg	180,00	—

10 kg de limón al día para obtener las proteínas que precisa, y en forma de zumo casi 18 l. El contenido en grasas es muy reducido en el caso del limón como fruta y prácticamente nulo en el zumo (no deben confundirse las grasas con los aceites esenciales), al tiempo que, como todos los alimentos de origen vegetal, no contiene colesterol, aunque sí algunos esteroles vegetales.

De su contenido en hidratos de carbono es importante destacar que es el más bajo del que se suele encontrar entre las frutas habitualmente consumidas, y más aún si consideramos que es más bajo en el zumo que en la fruta entera. Esta característica reviste una importancia especial, sobre todo por lo que respecta a algunas aplicaciones concretas desde el punto de vista dietético y también organoléptico. De los 2,4 g de hidratos de carbono que podemos encontrar en 100 ml de zumo de limón, aproximadamente 1 g corresponde a glucosa, 1 g a fructosa y 400 mg a sacarosa.

Energía

Se sabe que cuanta más agua y menos macronutrientes (en especial grasas e hidratos de carbono) tiene un alimento, menor es su contenido energético. Por eso el limón es una de las frutas más acalóricas. Este aspecto es interesante por cuanto representa un alimento con elevada densidad en algunos micronutrientes, contrariamente a aquellos alimentos que contienen muchas calorías y pocas vitaminas y elementos químicos, es decir, a aquellos alimentos a los que llamamos *calorías vacías* y cuyos exponentes principales en nuestra alimentación cotidiana son el azúcar (de hecho, se trata del disacárido sacarosa, que es uno de los azúcares de nuestra alimentación y está compuesto por glucosa y fructosa) y las grasas (que por ser liposolubles no contienen más que vitaminas liposolubles y ninguno de los nutrientes hidrosolubles, que son la mayoría).

En la práctica, su abundante presencia en nuestra dieta es uno de los principales factores responsables de que, con el modelo alimentario actual, sean frecuentes los estados nutricionales deficientes en determinados micronutrientes, lo que algunos autores han llamado *deficiencias en situación de abundancia*.

El zumo de limón tiene un contenido energético de 26,47 kcal por cada 100 ml. ¡Serían necesarios 10 l de zumo para obtener 2.600 kcal! De este total de calorías, prácticamente 10 kcal corresponden a los hidratos de carbono y sólo 1,6 y 0,9 a las proteínas y las grasas, respectivamente. El resto corresponde a los ácidos orgánicos que contiene.

Fibras

Si bien el conjunto de sustancias que habitualmente se engloban en el concepto de *fibra* probablemente no puedan considerarse propiamente nutrientes, las citamos por estar, en su mayoría, emparentadas con los hidratos de carbono. Cabe decir que la pulpa del limón tiene un bajo contenido en fibras que queda prácticamente reducido a nada cuando lo tomamos en zumo.

Vitaminas

Las vitaminas con mayor presencia en las frutas son la vitamina C y la A (no como tal, sino en forma de su precursor principal, el betacaroteno).

Vitamina C

Sin duda, el nutriente más conocido y abundante en los cítricos en general, y en el limón en particular, es la vitamina C. Se trata de una vitamina muy particular:

- Es la única de las nueve vitaminas hidrosolubles que no pertenece al grupo B.

TABLA II. CONTENIDO NUTRICIONAL DEL ZUMO DE LIMÓN

(por 100 gramos de alimento ingerido)

	Unidades	Media	Oscilación
Energía	kcal	26,47	
Fibra	%	0	—
Nutrientes principales			
Agua	g	91,00	89,70-92,80
Proteínas	g	0,40	0,0-0,20
Grasas	g	0,10	—
Hidratos de carbono metabolizables	g	2,43	—
Glucosa	g	1,00	0,52-1,49
Fructosa	g	1,03	0,80-1,44
Sacarosa	mg	399,00	200,00-510,00
Inositol	mg	66,00	
Ácidos orgánicos metabolizantes	g	4,75	—
Minerales	g	0,34	0,30-0,43
Minerales y oligoelementos			
Boro	microgramos (µg)	24,00	21,00-27,00
Calcio	miligramos (mg)	11,00	5,60-17,00
Cinc	µg	—	25,00-200,00
Cloro	mg	5,40	3,60-8,50
Cobre	µg	129,00	74,00-400,00
Flúor	µg	200,00	—
Fósforo	mg	11,00	9,20-14,00
Hierro	µg	140,00	100,00-200,00
Magnesio	mg	10,00	8,20-11,00

TABLA II. CONTENIDO NUTRICIONAL DEL ZUMO DE LIMÓN *(Continuación)* (por 100 gramos de alimento ingerido)			
	Unidades	Media	Oscilación
Minerales y oligoelementos			
Manganeso	µg	—	0,00-50,00
Potasio	mg	138,00	126,00-146,00
Sodio	mg	1,00	0,50-1,50
Yodo	µg	5,20	—
Vitaminas			
B₁ (tiamina)	µg	40,00	30,00-60,00
B₂ (riboflavina)	µg	10,00	—
B₃ (nicotinamida)	µg	100,00	—
B₅ (ácido pantoténico)	µg	100,00	—
B₆ (piridoxina)	µg	52,00	—
B₉ (ácido fólico)	ng (nanogramo)	900,00	—
C (ácido ascórbico)	mg	53,00	46,00-62,00
H (biotina)	ng	300,00	—
Ácidos de la fruta			
Málico	mg	250,00	—
Cítrico	g	4,50	—

- Su mecanismo de acción es diferente al de las demás vitaminas hidrosolubles, que actúan como coenzimas.
- Está considerada un antioxidante, y en función de ello la industria agroalimentaria la utiliza como aditivo; concretamente el E-300 es el ácido ascórbico (vitamina C) y los E-301, E-302 y E-304 son ácido ascórbico en unión con sodio, calcio y ácido palmítico, respectivamente.

- El hombre es una de las pocas especies animales que es incapaz de sintetizarla a partir de la glucosa.

El limón tiene un notable contenido en vitamina C: 100 ml de zumo de limón contienen alrededor de 50 mg de la vitamina. Esta cantidad es muy importante, especialmente si consideramos que, según los expertos de Estados Unidos, la recomendación diaria para un hombre o mujer adultos es de 60 mg, cantidad que se mantiene en las edades más avanzadas.

En caso de embarazo y lactancia, estos expertos aconsejan una toma adicional de 10 y 35 mg, respectivamente.

Como recomendación alimentaria práctica debe señalarse que un consumo adecuado de vitamina C obliga a la ingesta de alimentos crudos, debido a que ésta es una de las vitaminas más sensibles a los agentes físicos y químicos, destruyéndose con facilidad; se aconseja que en nuestra dieta estén presentes de forma diaria hortalizas y frutas crudas (las vitaminas hidrosolubles carecen de almacenes de reserva importantes, con excepción de la coba lamina), siendo recomendable que entre estas últimas se encuentre algún cítrico.

La deficiencia grave de vitamina C provoca el escorbuto, enfermedad conocida desde muy antiguo y descrita ya en el antiguo Egipto. El escorbuto despertó gran interés en la época de las grandes aventuras marítimas tras el descubrimiento de América. De hecho, la historia relata que, a mediados del siglo XVIII, el médico naval escocés James Lindt comprobó cómo sus hombres se reponían de forma casi «milagrosa» de esta gravísima enfermedad cuando ingerían frutas frescas, sobre todo cítricos. La introducción del zumo de limón en la dieta de los miembros de la British Royal Navy desde 1800, dio lugar a una espectacular reducción de la incidencia de la enfermedad: de los 1.457 casos registrados en el Royal Naval Hospital de Portsmouth en 1780 se pasó a tan sólo dos casos en 1806. La lección fue cla-

CÓMO CONSEGUIR LA CANTIDAD DIARIA
RECOMENDADA

Ingerir cualquiera de las siguientes cantidades de frutas y verduras nos proporcionará la cantidad diaria necesaria de vitamina C: 60 mg.

- 1/2 vaso de zumo de limón (125 ml)
- 100 g de fresas
- 50 g de pimiento
- 1 naranja (aprox. 150 g)
- 30 g de perejil fresco
- 180 g de mandarinas
- 65 g de kiwi
- 150 g de pomelo
- 100 g de col
- 100 g de papaya

ra: la ingesta de algunos alimentos era necesaria para prevenir determinadas enfermedades, si bien se desconocía el porqué y el cómo. Tendrían que pasar casi doscientos años (1932) para que se llegara a conocer la estructura de la sustancia contenida en el limón y otras frutas y hortalizas que curaba y/o prevenía el escorbuto: el ácido ascórbico. Seis décadas después, cuando el escorbuto ha sido prácticamente erradicado en los países económicamente desarrollados, siguen existiendo muchos interrogantes, y mitos, sobre esta vitamina.

Puesto que la vitamina C es el nutriente más importante de los presentes en el limón, insistiremos un poco sobre algunas de sus funciones, ya que en la actualidad, muchas de las aplicaciones que se atribuyen al limón se deben a la vitamina C que contiene (véase «El limón, fuente de salud», página 49). Así, aunque esquemáticamente, podemos decir que la vitamina C:

- Es de crucial importancia para la síntesis de las proteínas del tejido conjuntivo, como el colágeno y la elastina.
- Favorece la absorción intestinal del hierro inorgánico de nuestra alimentación (el hierro no hemínico).
- Interviene en la síntesis de carnitina, sustancia necesaria para la oxidación de los ácidos grasos.
- Participa en los mecanismos de defensa inmunitaria de tipo humoral y celular.
- Es necesaria para la síntesis de prostaglandinas.
- Interviene en la síntesis de hormonas esteroideas y catecolaminas.
- Interviene en la formación de neurotransmisores en el cerebro.
- Participa en la transformación del colesterol en sales biliares. En la destrucción y eliminación de toxinas.
- Como antioxidante, participa en la protección del organismo de la acción nefasta de los radicales libres.

Por sus múltiples acciones, es evidente que la deficiencia de vitamina C en fases anteriores a la aparición del escorbuto puede tener importantes repercusiones negativas sobre la correcta funcionalidad del organismo; dicho de otra forma, hoy se hacen esfuerzos por conocer cuáles son los efectos sobre el metabolismo de la deficiencia de vitamina C (y de los demás nutrientes) en las fases precoces y con qué marcadores se pueden detectar, a fin de detectar cuanto antes un estado nutricional deficiente.

Acerca del posible efecto preventivo o curativo que pueda tener la vitamina C sobre los resfriados no existe, en la actualidad, nada establecido.

FUENTES EXÓTICAS DE VITAMINA C

Aunque por diferentes caminos y de distinta forma, determinados tipos de frutas han arraigado entre nosotros y hoy forman parte de nuestro repertorio alimentario habitual. Éste es el caso de limones, naranjas, manzanas, peras, uva, melocotones y un largo etcétera. Pero tendencias actuales como la globalización, la mejora de los métodos de conservación y envasado y los adelantos en el transporte aumentan nuestras posibilidades de conocer otras frutas y consumirlas. ¿Se integrarán a nuestros hábitos y serán cada vez más consumidas? ¿Ocurrirá como con el kiwi, que en pocas décadas ha pasado de ser una fruta prácticamente desconocida que llegaba de tierras remotas a ser cultivada en España y a formar parte de la dieta de muchos de nosotros o, por el contrario, quedarán en un consumo marginal y casi en el olvido? Desde una perspectiva nutricional, podemos decir que aportan variedad a nuestras dietas, lo cual siempre es una buena noticia, y muchas de ellas tienen contenidos muy importantes de vitamina C. Veamos unos cuantos ejemplos:

Carambola
Destaca su contenido en vitaminas A y C y en cantidades de hierro.

Papaya
Aporta muy pocas calorías, dado su bajo contenido en azúcares. Rica en vitamina A, vitamina C y magnesio.

Mango
Contiene mucha vitamina A y también cantidades importantes de ácido fólico y vitamina C. Contiene 1 mg de vitamina E por cada 100 g.

Lichi
Contiene elevadas cantidades de azúcares, parecidas a las de la uva: alrededor de 16 g/100g. Es también una buena fuente de vitamina C.

Acerola
Su contenido en vitamina C es realmente extraordinario: 1,7 g/100 g. Esto quiere decir que con sólo 5 g de dicha fruta se obtiene la cantidad diaria recomendada de esta vitamina.

Guayaba
Aunque con mucha menos vitamina C que la acerola, su contenido de la misma es muy elevado. Rica también en vitamina A.

Kumquat
Contenido notable en vitamina C y mucho más modesto en vitamina A. Contiene alrededor de un 15 % de azúcares.

Rambután
Tiene tanta vitamina C como las naranjas y los limones, es decir, unos 50 mg/100 g. Destaca su elevado contenido en hierro, que se acerca a los 2 mg por cada 100 g.

Alquequenje o physalis
Rico en hierro, más de 1 mg/100 g; cantidades importantes de vitaminas A, C y B3 (niacina). Por ser una fruta, destacan sus más de 2 g de proteínas por cada 100 g.

Mangostán
Contenido importante de azúcares, un 16 %. Destaca su contenido en vitamina B1 (tiamina); por el contrario, sus cantidades de vitamina C son más que modestas.

Otras vitaminas

A pesar de su bello color amarillo (especialmente el de su piel), hay que decir que el contenido del limón en caroteno, y más concretamente en betacaroteno, que es el mejor precursor conocido de la vitamina A, es muy bajo (la vitamina A no se encuentra en los alimentos de origen vegetal). Así pues, ni su contribución a la cobertura de las necesidades en esta vitamina ni los posibles efectos benéficos de los betacarotenos como tales son significativos.

Por lo que respecta a las demás vitaminas, tanto hidrosolubles como liposolubles, las cantidades presentes en el zumo de limón son tan pequeñas que, a efectos prácticos, no tienen ningún valor. A título de ejemplo: la ingesta de 100 ml de zumo de limón cubre, aproximadamente, el 0,5 % de las recomendaciones de ácido fólico (vitamina B9) de una mujer adulta y el 0,5 % de las necesidades de niacina (vitamina B3) de un hombre adulto.

Elementos químicos

Se debe señalar el elevado contenido en potasio (138 mg/100 ml de zumo y también el bajísimo contenido en sodio (1 mg/100 ml de zumo). Ello hace que, como en el resto de las frutas, la relación entre potasio-sodio sea muy favorable a favor del primero, lo cual es muy interesante considerando que en nuestra dieta habitual la relación suele estar a favor de sodio (especialmente debido al exagerado consumo de sal), lo cual puede ser el origen de algunos problemas para la salud (véase «El limón, fuente de salud», página 49).

En el limón se mantiene una relación calcio-fósforo ideal, es decir, igual a 1, si bien su contribución al aporte de ambos nutrientes es poco significativa. Su contenido en magnesio (Mg) y en hierro (Fe) es demasiado pequeño para llegar a ser relevante. En todo caso, puede destacarse su contenido en cobre (Cu), ya que 100 ml de zumo podrían representar una octava parte de la cantidad mínima de cobre que en la actualidad se recomienda a los adultos (1,5 mg diarios).

EL COBRE COMO NUTRIENTE

Funciones:
Formación de hemoglobina, glóbulos rojos, respiración celular, síntesis de colágeno y de neurotransmisores, protección contra los radicales libres.

Recomendaciones:
De 1,5 a 3 mg.

Principales fuentes alimentarias:
Hígado, ostras, frutos secos, legumbres, cereales.

Valoración del estado nutricional:
Concentraciones en suero; valores normales en el hombre: 70-140 mcg/dl; en la mujer: 80-155 mcg/dl.

Consecuencias de la deficiencia:
Anemia, trastornos osteoarticulares, disminución de la inmunidad, niveles elevados de colesterol.

Respecto a los demás elementos químicos, su contenido es muy bajo y, en consecuencia, poco importante.

Haciendo un breve resumen de este apartado, podemos decir que el limón es un alimento que se caracteriza por su alto contenido en agua fisiológica, su bajo contenido en todos los macronutrientes y, en consecuencia, su escaso componente energético, su prácticamente nulo aporte en fibras, su nulo contenido en colesterol, su alto contenido en vitamina C y su favorable relación entre potasio y sodio. Este panorama es el que probablemente define la mayor parte de sus indicaciones conocidas.

CONTENIDO EN SUSTANCIAS NATURALES
NO NUTRICIONALES

Ácidos orgánicos
El limón se clasifica entre las frutas ácidas. La acidez de los cítricos se debe principalmente a los ácidos cítrico y málico. De hecho, el limón es, de entre las frutas utilizadas habitualmente, la más ácida (pH 2,5), incluso comparándola con otras frutas tradicionalmente consideradas ácidas, como el pomelo, la naranja (pH 3,3) y la piña (pH 3,4).

Ácido cítrico. El ácido cítrico es el ácido que da nombre a las frutas cítricas. Es un metabolito bien conocido de la célula, pues se trata de un intermediario del ciclo de Krebs, vía metabólica cíclica central común a la oxidación de grasas, hidratos de carbono y proteínas de vital importancia para la obtención de la energía celular y, en consecuencia, para la vida de la célula. La industria agroalimentaria lo utiliza como aditivo, concretamente como sustancia que puede reforzar la acción antioxidante de otras sustancias. Se utiliza en la elaboración de caramelos, zumos de frutas, helados, mermeladas, jaleas, conservas de hortalizas, quesos fundidos, mantequilla, etc., y actúa como supresor del ennegrecimiento de frutas y hortalizas, y como agente sinérgico de los antioxidantes.

También se utiliza como acidulante de las bebidas no alcohólicas y como reactivo analítico para la determinación de la albúmina, glucosa y pigmentos biliares.

Las preparaciones que contienen ácido cítrico se usan para disolver cálculos renales y para prevenir la incrustación en los catéteres urinarios. El ácido cítrico es un componente de las soluciones anticoagulantes; también se ha utilizado en preparaciones para el tratamiento de alteraciones gastrointestinales y acidosis metabólica. La solución 1:500 de ácido cítrico en agua puede ser utilizada como desinfectante para los pies y para la boca.

En el limón se encuentra en cantidades muy importantes, y es, con diferencia, el ácido que se halla en mayor concentración: de los aproximadamente 4,9 g de ácidos orgánicos disponibles que encontramos en el limón, alrededor de 4,7 g son ácido cítrico. Estas proporciones se mantienen en el zumo de limón, si bien en cantidades ligeramente inferiores (4,75 g de ácidos orgánicos utilizables, de los cuales 4,5 g son ácido cítrico).

Estas cifras son extraordinariamente importantes, sobre todo si consideramos que este ácido es, después del agua, el componente cuantitativamente más importante de este cítrico y que la presencia de otro ácido muy importante, el ácido ascórbico, es de «sólo» unos 50 mg.

Ácido málico. Desde el punto de vista cuantitativo, es el segundo ácido en importancia de los presentes en el limón, si bien se encuentra en cantidades muy inferiores a las del ácido cítrico: alrededor de 200 mg por cada 100 g de limón y 250 mg por cada 100 ml de zumo de limón.

Se trata, como en el caso del anterior, de un metabolito intermediario del ciclo de Krebs, de ahí su extraordinaria importancia metabólica.

Se utiliza también como aditivo y éste y sus sales poseen como números provisionales el 296 (ácido málico) y el 350, 351 y 352 para el malato de sodio, potasio y calcio, respectivamente. Se usa corrientemente en mermeladas, jaleas, sorbetes, bebidas refrescantes, conservas de hortalizas y frutas. Los monoésteres con alcoholes grasos se emplean como agentes antisalpicantes en grasas de fritura.

¿Cuáles son las consecuencias de esta composición cuantitativa y cualitativa de ácidos del limón? El limón, contrariamente a lo que se cree, no genera acidosis, sino más bien al contrario (véase «El limón, fuente de salud», página 49). Para muchos autores, el limón, en contra de lo que pudiera pensarse, no ocasiona acidez gástrica, sino que genera la formación de citrato de sodio, que neutraliza la hiperacidez del medio gástrico. No obstante, no suele recomendarse en los enfermos con úlcera gastroduodenal.

Es importante el aspecto organoléptico de este gran contenido en ácidos del limón. Por un lado, esta acidez es responsable de que muchas personas rechacen su consumo. Por contra, es también la responsable de un efecto estimulante que en ocasiones incita a consumirlo.

El bajo pH que produce hace que el limón pueda considerarse un buen conservante.

Otros constituyentes

Más allá de la cincuentena de nutrientes que en la actualidad se consideran necesarios para garantizar un equilibrio nutricional, los alimentos contienen miles de sustancias naturales susceptibles de ejercer diferentes efectos en nuestro organismo, en algunos casos benéficos y en otros perjudiciales. Muchas de estas sustancias están despertando el interés de numerosos científicos y empeizan a ser estudiadas en profundidad. Entre ellas se encuentran las sustancias fenólicas o polifenoles, un grupo muy numeroso de sustancias que incluyen familias de compuestos con diferentes estructuras. Los flavonoides constituyen uno de los subgrupos de polifenoles, de los que en la actualidad se conocen más de cinco mil diferentes. Se trata de pigmentos naturales presentes en los vegetales que fueron descubiertos por el premio Nobel Szent-György, quien en 1930 aisló de la piel del limón una sustancia, la citrina, que regulaba la permeabilidad de los capilares. Los flavonoides se denominaron en un principio vitamina P (por permeabilidad) y también vitamina C2 (porque se comprobó que algunos flavonoides tenían propiedades similares a la vitamina C). Sin embargo, el hecho de que los flavonoides fueran vitaminas no pudo ser confirmado, y ambas denominaciones se abandonaron sobre 1950. En la actualidad se considera que, desde el punto de vista de su actividad biológica, muchos polifenoles tienen propiedades captadoras de radicales libres, lo que les otorga actividad antioxidante que podría estar relacionada con la prevención de algunos trastornos como las enfermedades cardiovasculares y de determinados tipos de cáncer. Además de este papel protector, en la mayor parte de las investigaciones se ha constatado la existencia de efectos antiinflamatorios, antivirales o antialérgicos. Sus propiedades antirradicales libres se dirigen fundamentalmente hacia los radicales hidroxilo y superóxido, especies altamente reactivas implicadas en el inicio de la cadena de peroxidación lipídica, y se ha descrito su capacidad de modificar la síntesis de eicosanoides (con respuestas antiinflamatorias), de prevenir la agregación plaquetaria (efectos antitrombóticos) y de proteger a las lipoproteínas de baja densidad de la oxidación (prevención de la placa ateromatosa). Además de sus efectos antioxidantes, los flavonoides presentan otras propiedades que incluyen la regulación del crecimiento celular y la inducción de enzimas de destoxificación tales como las monooxigenasas dependientes de citocromo P-450, entre otras.

El organismo humano no puede producir estas sustancias químicas protectoras, por lo que deben obtenerse mediante la alimentación o en forma de suplementos. Están ampliamente distribuidas en plantas, frutas, verduras, semillas y en diversas bebidas como el vino y la cerveza, y representan componentes sustanciales de la parte no energética de la dieta humana.

Algunos de los tipos de flavonoides presentes en los alimentos son:

1. Flavonoides de la soja o isoflavonoides. Están presentes en los alimentos con soja tales como tofu, tempeh, leche de soja, proteína vegetal texturizada, harina y miso. Los dos más conocidos son la genisteína y la daidzeina.
2. Proantocianidinas. Se localizan en las semillas de uva y en el vino tinto.
3. Antocianidinas. Son pigmentos vegetales responsables de los colores rojo y rojo-azulado de las cerezas, remolacha, ciruelas, arándanos, grosellas y moras.
4. Ácido elágico. Es un flavonoide que se encuentra en frutas como la uva y en diferentes verduras.
5. Catequina. El té verde y negro son buenas fuentes.
6. Kaemferol. Aparece en puerros, brócoles, rábano, endibias y remolacha roja.
7. Citroflavonoides. Quercitina, hesperidina, rutina, naranjina y limoneno. La quercitina es un flavonoide amarillo-verdoso presente en cebollas, manzanas, brócoles, cerezas, uvas y repollo rojo. La hesperidina se encuentra en la piel de las naranjas y limones. La naranjina da el sabor amargo a frutas como la naranja, limón y pomelo, y el limoneno se ha aislado del limón y la lima.

De hecho, en los cítricos se han identificado más de cincuenta flavonoides.

Aunque los hábitos alimenticios son muy diversos en el mundo, el valor medio de ingesta de flavonoides se estima en unos 23 mg/día, siendo la quercitina el predominante con un valor medio de 16 mg/día. En opinión de algunos autores, la llamada dieta mediterránea aporta una cifra muy superior, que se sitúa entre los 150 y 300 mg/día. De hecho, se ha publicado que una dieta rica en frutas y verduras nos puede aportar unos 1.000 mg/día. En la actualidad todavía no existen cantidades diarias recomendadas para estas sustancias. Posiblemente, la cantidad diaria más recomendable se sitúe entre los 300 y 400 mg/día.

Aún queda mucho por conocer sobre estas sustancias, por ejemplo aspectos clave como su biodisponibilidad y su presencia en los alimentos en función de diferentes factores. Sin embargo, no hay duda de que con ellas se está pasando una nueva página acerca de la contribución de los diferentes alimentos en nuestra salud.

Alimentos funcionales y nutrición óptima

El concepto actual de nutrición, como casi todo, está evolucionando. La «nutrición adecuada», entendida como «suficiente», dirigida a evitar déficits, ha dejado de ser la meta en las sociedades desarrolladas, al tiempo que crece la concepción de la alimentación como «nutrición óptima», cuyo objetivo es la calidad de vida y el bienestar integral del individuo. De esta forma, la nutrición adquiere un nuevo enfoque terapéutico y preventivo, participando en la promoción de la salud y siendo considerada un factor de protección ante una larga serie de circunstancias patológicas. En este marco están apareciendo con fuerza los llamados Alimentos Funcionales (AF).

Un AF contiene un componente, nutriente o no nutriente, con actividad selectiva relacionada con una o varias funciones del organismo, con un efecto fisiológico añadido por encima de su valor nutricional y cuyas acciones positivas justifican que pueda reivindicarse su carácter funcional o saludable. En la definición de consenso de Madrid (octubre, 1998) se subrayó que un AF es aquel que contiene al menos un elemento, nutriente o no nutriente, positivo para una o varias funciones del organismo, más allá del aspecto nutricional convencional, encaminado a incrementar el bienestar o disminuir el riesgo de enfermar. Un AF puede serlo para toda la población o para un grupo específico. Abarcan macronutrientes con efectos fisiológicos concretos (almidón, ácidos grasos omega 3, etc.) y micronutrientes esenciales con ingestas «funcionales» necesariamente superiores a las recomendaciones dietéticas diarias. Pueden ser nutrientes o no nutrientes, esenciales o no esenciales, naturales o modificados. Según la concepción europea, el AF debe seguir siendo en todo momento un alimento; es decir, es necesario que ejerza sus efectos beneficiosos consumido como tal, dentro de una dieta convencional y en la cantidad en que se ingiere habitualmente.

Entre los tipos de AF se sitúan en la actualidad las frutas y hortalizas con sus compuestos fenólicos, entre los que destacan los flavonoides, dentro de los cuales se distinguen las flavononas (naringina, presente en la uva), flavonas (tangeretina, nobiletina, sinensetina; presentes en las naranjas), flavonoles (quercetina, en el vino tinto, té verde y negro, cacao), flavonoides fenólicos (monómeros y polímeros de catequina de bajo y alto peso molecular, polifenoles; presentes en el vino tinto y rosado, sidra, cacao) e isoflavonas, previamente comentadas. Otros fitonutrientes relevantes son las antocianinas, que se encuentran principalmente en frutos de color violáceo/carmesí (manzana roja, uvas, bayas) y en el vino, los triterpenos (limoneno y afines, limón, mandarina, uvas) y los compuestos organo-sulfurados (glucosinolatos y sus productos de la hidrólisis, isotiocianatos; abundantes en la berza, el repollo, las coles de Bruselas y la coliflor).

Además de los compuestos fenólicos, las frutas y hortalizas proporcionan un sorprendente arsenal de sustancias funcionales, pues aportan vitaminas, provitaminas, minerales y otras moléculas con actividad antioxidante, antiinflamatoria, antimicrobiana y reguladora de la homeostasis lipídica.

En este contexto, es importante recordar que la dieta mediterránea proporciona de forma tradicional, como base de la alimentación, numerosos y variados AF: frutas, hortalizas, legum-

LA IMPORTANCIA DE COMER ALIMENTOS CRUDOS

La cocción es una manipulación que ejercemos sobre los alimentos, produciéndose con ella determinadas modificaciones que, en algunos casos, permiten que el alimento pase de no ser comestible a poder ser integrado en nuestra alimentación. Esto es lo que ocurre, por ejemplo, con los cereales o con las legumbres. Pero entre los cambios experimentados por los alimentos cuando se cuecen no todos son positivos, dado que las elevadas temperaturas y su contacto con el agua cuando se hierven provocan pérdidas importantes de nutrientes valiosos, como determinadas vitaminas y minerales que, dicho sea de paso, en no pocos casos no están presentes en las cantidades necesarias en nuestra dieta. Éste es el principal argumento nutricional para fomentar el consumo de alimentos que puedan comerse crudos, entre los que figuran, naturalmente, muchas hortalizas y todas las frutas, pero también alimentos como el aceite de oliva virgen, las frutas secas (avellanas, almendras, nueces, etc.) y las frutas desecadas (pasas, higos secos, ciruelas secas, etc.).

Así pues, en un mundo industrializado en el que todo nos viene envasado, precocinado y manipulado, mantener un consumo regular de alimentos crudos nos permite conservar una relación con los alimentos más fresca, más directa, más natural y con mejores perspectivas nutritivas. En la actualidad se considera que su presencia en la dieta es una garantía para nuestro equilibrio nutricional, por eso se aconseja su ingesta diaria. Por ejemplo, dos piezas de fruta, un buen plato de ensalada y de tres a cinco cucharadas de aceite de oliva virgen pueden considerarse, por término general, un mínimo. Dichas recomendaciones diarias pueden ser superadas con amplitud y sin problemas en el caso de las hortalizas, y también pueden ser algo superiores en el caso de la fruta. También hay buenas noticias por lo que a la gastronomía se refiere, y es que, en contra de lo que suele pensarse habitualmente, con los alimentos crudos también se puede gozar en la mesa y satisfacer paladares exigentes.

bres, pescados, lácteos fermentados, aceite de oliva virgen y, en cantidades moderadas, frutos secos y vino. No debe olvidarse que la dieta ha de constituir el objetivo prioritario. Quizás en un futuro próximo hablaremos, más que de alimentos funcionales, de dieta funcional.

AÑADIDAS

El limón, como la mayoría de las demás frutas y hortalizas, no se libra, la mayor parte de las veces, de la exposición a contaminantes ambientales y pesticidas. Entre los primeros preocupan principalmente los metales pesados, ya que se ha observado que su presencia en el ambiente va en aumento y sus repercusiones en el organismo son graves, pudiendo comprometer, entre otras, la funcionalidad del sistema nervioso central, la función renal y el metabolismo óseo.

Los pesticidas son todas aquellas sustancias que se utilizan para proteger la producción de los cultivos y los productos vegetales contra las enfermedades, el ataque de los insectos, los parásitos, las malas hierbas y los microorganismos nocivos, e incluyen, entre los grupos más importantes, los herbicidas, los fungicidas y los insecticidas.

Recientemente, la comunidad científica se está preocupando por el posible impacto negativo de algunas de estas sustancias sobre un problema que aparece cada vez como más grave: la disminución alarmante en las últimas décadas del número y la movilidad de los espermatozoides en el semen del hombre, lo cual repercute negativamente en la fertilidad de muchas parejas.

Preocupante debe ser el contenido de estas sustancias en las frutas cuando los expertos de la Administración (como es el caso, por ejemplo, de la Generalitat de Catalunya) aconsejan a la población que pele aquellas frutas susceptibles de comerse con piel cuando se desconoce su origen. Pero ¿y cuando utilizamos la piel para alguna preparación culinaria o algún remedio casero? En este caso, la ingesta de sustancias añadidas por vía sistémica es inevitable.

Parece hoy más razonable que nunca, promover los métodos de cultivos biológicos, es decir, los que prescinden de los pesticidas y respetan los ritmos naturales de producción, así como los ciclos naturales. Ello también implica la necesidad de una educación del consumidor, sobre todo cuando se sabe que muchas de estas sustancias potencialmente dañinas se aplican simplemente por motivos estéticos, para mejorar el aspecto de los frutos y hacerlos más apetecibles.

El limón, fuente de salud

El limón, gracias a sus características nutricionales más conocidas, encuentra una serie de aplicaciones lógicas, tanto dietéticas como terapéuticas.

INDICACIONES DIETÉTICAS

El zumo de limón puede resultar interesante en determinadas
situaciones fisiológicas, especialmente por su contenido en vitamina C, potasio y agua. Son situaciones en las que el equilibrio de estos nutrientes puede verse amenazado, ya sea por un
aumento de las necesidades o por una disminución de la ingesta, por un aumento de la eliminación o por la suma de las circunstancias anteriores.

En el deporte
El equilibrio hídrico es uno de los más importantes y más de-
licados. Si es difícil para todos, aún resulta más complejo para
el deportista que tiene la sudoración como principal mecanismo de disipación del aumento de la temperatura corporal provocada por el ejercicio. El ritmo de pérdida de agua en forma
de sudor puede ser muy importante, y resulta peligroso que no

se equilibre mediante la ingesta de agua durante la práctica del deporte. En muchos casos, es aconsejable beber antes de empezar el ejercicio, incluso sin sed. En este caso, la incorporación de zumo de limón al agua puede mejorar el gusto de la bebida y estimular a beber.

Al ser decisiva para un buen rendimiento, la hidratación del deportista ha sido muy estudiada en las últimas décadas. Hemos asistido a la aparición en el mercado de bebidas especialmente diseñadas para ello. Es evidente que es un tema controvertido y del cual no se ha escrito todavía la última palabra. No obstante, parece claro que la bebida del deportista debe basarse en:

- El agua.
- El contenido de algún azúcar (glucosa, sacarosa, maltodextrinas que parecen tener efectos similares), siempre que el ejercicio dure más de 45 minutos, y en concentraciones variables según la situación particular, que pueden ir desde los 30 a los 80 gramos por litro de agua (concentraciones del 3 al 8 %).
- Sal (cloruro sódico). En función de la pérdida de elementos químicos, especialmente de sodio, por el sudor, puede ser conveniente la adición de un poco de sal. Hoy día parece que tanto ciertos azúcares como el sodio estimulan la absorción intestinal del agua.
- Zumo de limón. Creemos que la adición del zumo de dos limones a un litro de agua puede contribuir de forma doblemente positiva en esta bebida del deportista; por un lado, ayuda a aportar el potasio que normalmente se pierde por el sudor, y por otro, mejora el sabor de la bebida, lo cual actúa como un poderoso estímulo para beber.

Esta bebida casera, de fácil elaboración y bajo coste puede ser realmente efectiva, y también resulta útil para la rehidratación posterior al ejercicio.

Además, bien fresca (entre 8 y 13° C, el vaciado gástrico es más rápido y, con ello, la absorción de agua) puede ser excelente para recuperar el agua perdida durante los cálidos veranos.

¿QUÉ ES UNA BEBIDA ISOTÓNICA?

Al sudar perdemos agua y, junto a ella, también algunos minerales, como el sodio, el potasio, el calcio y el magnesio. Sin duda, reponer agua es lo más urgente y lo más básico, pero las llamadas bebidas isotónicas aspiran a más, es decir, a reponer también los minerales perdidos, aumentando al mismo tiempo la velocidad de absorción del agua ingerida. Su necesidad y eficacia siguen siendo tema de controversia, y es que, junto con los que las defienden, están quienes opinan que los minerales perdidos se recuperan con facilidad con las tomas alimentarias posteriores.

En la vejez

Los ancianos son un grupo de riesgo de deficiencia de prácticamente todos los nutrientes y, por supuesto, de deficiencia en agua. Es sabido que entre las modificaciones fisiológicas que se producen durante el envejecimiento se encuentra la pérdida de agua corporal, al tiempo que disminuye la percepción de la sensación de sed. Conocida esta situación, la mejor manera de afrontarla es la prevención.

Es importante dar de beber al anciano aunque no tenga sed, lo cual no es siempre fácil. La adición de zumo de limón al agua o la preparación de una limonada ligeramente endulzada (con azúcar o miel) pueden estimular la ingesta de agua en el anciano y, con ello, proporcionar una mejor hidratación o la prevención de la deshidratación.

No se debe olvidar que, a pesar de las grandes cantidades de agua que se hallan presentes en nuestro organismo (un 60 % en el hombre adulto y un 55 % en la mujer adulta) no existen reservas, y que nuestro organismo es extremadamente sensible a las pérdidas de agua, de tal modo que la pérdida de un 2 % de peso corporal en forma de agua puede reducir el rendimiento físico en un 20 %.

DIETA Y LONGEVIDAD

A lo largo de la historia son muchos los alimentos que han sido propuestos como elixires de juventud, como antídotos frente al paso inexorable de los años, como sustancias mágicas que permiten alargar la vida. Y el limón no ha faltado a esa cita. Sin embargo, hasta ahora no se han podido probar tales virtudes y nadie ha podido obtener un mínimo consenso al respecto. Pero algo muy distinto ocurre cuando hablamos de la alimentación como un todo; en este sentido, nadie duda de que una alimentación saludable es un presupuesto indispensable para proporcionar años a la vida y vida a los años. Para ello, y al contrario de lo que muchas veces queremos pensar, lo mejor no es empezar a tomar medidas cuando comienza a asomar la cuarta o quinta década, sino cuanto antes mejor, y no hay comienzo más temprano que el de nuestra gestación en el útero materno. Una alimentación equilibrada de la futura mamá durante el embarazo, una lactancia materna prolongada y la adquisición de buenos hábitos alimentarios en los primeros años son los cimientos sobre los que se edifica un buen estado nutricional a lo largo de todo nuestro ciclo vital. No hay que olvidar que los trastornos relacionados con una nutrición desequilibrada no se gestan en un día ni en una semana. Son el resultado de años de contravenir las necesidades reales del organismo. Por consiguiente, en las etapas finales de la vida recogemos, en gran medida, lo sembrado en los años anteriores. He aquí unas medidas alimentarias y nutricionales que se consideran fundamentales para vivir en plenitud durante muchos años:

• Evitar tanto los excesos como los defectos en el peso mediante un aporte energético ajustado a nuestras necesidades.
• Evitar los excesos de proteínas y grasas, tan habituales en nuestros días. En este sentido, es particularmente importante moderar el consumo de carne.
• Cuidar la calidad de las grasas ingeridas, utilizando preferentemente aceite de oliva como grasa de adición.
• Dar protagonismo a los productos del huerto, con su importante caudal de nutrientes antioxidantes.
• Comer alimentos crudos a diario; como mínimo una ración de fruta y otra de hortalizas crudas.
• Elegir productos de alta calidad, lo que no quiere decir de más prestigio, ni más caros.
• No recurrir al *fast-food* (comida rápida) más que de forma ocasional, y huir de los alimentos muy manipulados.
• Apostar por los productos biológicos, es decir, libres de productos fitosanitarios, y evitar la ingesta de aditivos siempre que sea posible.
• Comer con moderación y cuando se tiene hambre.
• Favorecer buenas digestiones no abusando de preparaciones pesadas, evitando comer en exceso y hablar de problemas en la mesa.

Durante la lactancia

La secreción media diaria de leche de una madre lactante se sitúa alrededor de los 800 ml, de los cuales un 88 % es agua, porcentaje que representa alrededor de 700 ml de agua.

Durante esta etapa fisiológica de la vida de la mujer es frecuente recomendar la ingesta de unos 3 l de agua diarios, que pueden tomarse con más facilidad en épocas calurosas. En estas circunstancias, puede ser favorable tomar líquidos nutritivos (caldos, zumos, horchatas, etc.). Cuando se beban caldos, infusiones e incluso zumos de frutas y/o hortalizas o simplemente agua, la adición de zumo de limón puede, además de mejorar el sabor, contribuir a cubrir las necesidades suplementarias de vitamina C propias de este período, que se fijan en unos 35 mg diarios según las Raciones Dietéticas Aconsejadas (RDA).

En la adolescencia

En muchos casos, los adolescentes tienen unas necesidades nutricionales superiores a las de los adultos, debido al crecimiento propio de esta etapa. Ello confluye con las «tormentas» propias de esta edad que, cómo no, tienen su manifestación en el comportamiento alimentario: rechazo del modelo alimentario familiar, ritmos horarios anárquicos, etcétera. Por ello se observa que la ingesta de hortalizas y frutas crudas, fuentes de la vitamina C, es escasa o muy escasa durante este período.

El consumo de limonadas caseras puede contribuir a cubrir las necesidades de esta vitamina, y garantiza a su vez una adecuada hidratación del organismo, al tiempo que puede ser una alternativa ideal a los refrescos industriales, que generalmente presentan concentraciones en azúcares cercanas al 10 %, además de que la presencia de gas puede ser causa de molestias digestivas.

Ésta puede ser, asimismo, una bebida de mesa que dispense de tomar la fruta cítrica del postre, no siempre aceptada por los adolescentes.

En la menopausia

La menopausia es un acontecimiento natural en la mujer, un período de transición en el que los ovarios dejan de producir óvulos. Conocida también como climaterio, se produce entre los 40 y los 55 años. Durante la misma, cesa la ovulación, eliminando la posibilidad del embarazo, y la menstruación se hace menos frecuente, deteniéndose finalmente. En algunas mujeres, la actividad menstrual se detiene de forma repentina, pero por lo general va disminuyendo poco a poco en cantidad y duración del flujo, y los períodos menstruales se hacen más seguidos o más espaciados. Los síntomas que aparecen durante la menopausia son provocados por cambios en los niveles de estrógeno y progesterona. A medida que los ovarios se vuelven menos funcionales, producen menor cantidad de los mismos y el cuerpo reacciona a ello. Algunas mujeres experimentan pocos síntomas o ninguno, mientras que otras sufren varios síntomas que van de leves a graves. Una disminución gradual de los niveles de estrógeno permite que el cuerpo se ajuste lentamente al cambio hormonal, pero en ocasiones se produce una disminución repentina del nivel de estrógeno, causando síntomas importantes. Una reducción en el estrógeno está asociada con muchos efectos secundarios que pueden ser muy molestos. Los sofocos causados por una liberación súbita de calor corporal y la resequedad vaginal, causada por el debilitamiento de los tejidos de la pared vaginal son los dos efectos secundarios experimentados frecuentemente. Los cambios en el estado de ánimo y la falta de deseo sexual asociados algunas veces con la menopausia pueden resultar parcialmente de la disminución de la hormona, pero también pueden ser producto de la incomodidad asociada con los sofocos y la resequedad vaginal. Además de estos dos efectos secundarios, existen otros que se pueden desarrollar durante meses o años. La disminución de los niveles de estrógeno incrementa el riesgo de osteoporosis, la cual a veces no se detecta hasta que se produce una fractura ósea. La disminución de los niveles de estrógeno asociados a la menopausia también produce cambios en los niveles de colesterol, que pueden aumentar el riesgo de enfermedad cardíaca de la mujer.

Esta etapa fisiológica de la mujer incide principalmente, desde el punto de vista nutricional, sobre dos aspectos importantes: por un lado, el balance energético y, por otro, el metabolismo del calcio.

Se observa una tendencia clara en las mujeres a ganar peso y a perder masa ósea. Ambos aspectos confluyen negativamente sobre la salud de la mujer.

En esta situación, es importante aumentar el aporte nutricional de la dieta, evitando en lo posible todos los alimentos superfluos que pueden aumentar las calorías de la dieta, sin incrementar el aporte en micronutrientes.

Es un momento ideal para mantener o aumentar la presencia de hortalizas y frutas en la dieta. Ambos grupos de alimentos se caracterizan por su bajo contenido energético y su importante aporte en vitamina C, betacarotenos y calcio (especialmente las hortalizas de hoja).

La contribución del zumo de limón puede resultar de interés por su elevado contenido en vitamina C (básica para la funcionalidad de la piel y los huesos) y su bajo contenido energético, así como para mejorar la calidad organoléptica de la alimentación, que podría resentirse como consecuencia de la aconsejable disminución de grasas y sal.

El limón también se utiliza en diferentes preparaciones que contribuyen a paliar los sofocos propios de esta etapa. Una de ellas se elabora a partir de salvia y limón. Se pican de seis a ocho hojas frescas de salvia que se cubren con zumo de limón. Se deja reposar toda la noche. Por la mañana se exprime el zumo y se bebe. Puede tomarse cada día a lo largo de un mes.

Durante el embarazo

Las necesidades de vitamina C se ven también aumentadas en esta etapa fisiológica de la vida de la mujer, concretamente, según los expertos que elaboran las RDA, en 10 mg/día. En esta situación, el limón puede ser beneficioso, pero no sólo por su aporte en vitamina C como tal, sino también porque activa la absorción del hierro no hemínico de la dieta (véase «Anemia» página 70). Está claro que, debido al aumento espectacular de las necesidades de este elemento químico durante el embarazo (las RDA pasan de 15 a 30 mg/día), cualquier cosa que pueda ser útil para incrementar sus aportes y que no presente contraindicaciones puede ser intentada.

El uso de limón como aderezo, o beber una limonada durante la comida, puede servir para obtener este benéfico efecto de la vitamina C del limón.

INDICACIONES TERAPÉUTICAS

Evidentemente, existe mucha bibliografía acerca de los efectos curativos del limón. En nuestro país, algunos autores llegaron a afirmar que se trataba prácticamente de un «curalotodo». Hacer una larga lista de enfermedades que «cura el limón» es fácil, pero creemos que es el momento de preguntarse: ¿qué hay de cierto en ello?, ¿en qué se basan estos datos?, ¿no sería interesante revisarlos a la luz de los conocimientos actuales para quedarse con los que estén realmente probados o de los cuales se conozca el mecanismo? Lo cierto es que, en la actualidad, se mantienen algunas afirmaciones que no resisten el más mínimo análisis.

Creemos que con los conocimientos actuales es, cuando menos, arriesgado afirmar que un alimento cura una enfermedad. El impacto que puede tener cada uno de los alimentos que ingerimos habitualmente viene dado por el hecho de que forma parte de un todo, de un conjunto complejo que es nuestra alimentación y este conjunto, en definitiva, determina nuestro estado nutricional que, a buen seguro, resulta decisivo para nuestra salud. Hoy en día existe suficiente evidencia científica para afirmar que se produce una correlación entre alimentación y salud o, si se quiere, entre alimentación y enfermedad. Las «grandes patologías de la civilización» pueden prevenirse ¡y hasta en muchos casos curarse! con simples modificaciones alimentarias. Pero es nuestra alimentación la que puede contribuir a enfermar o curar a una persona. Creemos que la máxima de Hipócrates responde a este espíritu: «Que tu medicina sea tu alimento; que tu alimento sea tu medicina». Nos alejamos en la medida de lo posible de la estrecha fórmula enfermedad-remedio para acercarnos a una alimentación saludable, variada y placentera desde un punto de vista tanto dietético como gastronómico, a una medicina holística, integral y preventiva.

No creemos que contribuya a ello el hecho de construir castillos en el aire y viejas afirmaciones dogmáticas. Seamos realistas: ¿cuáles son nuestros conocimientos actuales sobre el impacto que tienen sobre nuestra salud los flavonoides, los ácidos orgánicos, los esteroles vegetales, los taninos, los aceites esenciales, los pigmentos...? Si aún existen inmensas lagunas en el conocimiento de muchos de los aspectos más básicos de los micronutrientes, ¿qué pensar de todas aquellas otras sustancias que, en número de cientos o de miles, se hallan de forma natural en nuestros alimentos y no son nutrientes?

En la mayoría de los casos, los potenciales beneficios del limón se deberán a su particular contenido nutricional (aquí los factores que intervienen de forma principal son su bajo contenido energético, su bajo contenido en hidratos de carbono, su elevada relación potasio-sodio y, especialmente, su contenido en vitamina C) mientras que en otros serán los efectos de algunos de sus compuestos naturales no nutrientes: citral, cumarinas, etc. En este caso, en algunas situaciones se emplean preparaciones obtenidas a partir del limón, como por ejemplo su aceite esencial.

La relación de patologías en las que creemos que el limón puede ejercer un efecto favorable es importante no tan sólo por su número, sino también por su gran incidencia.

Obesidad

La incidencia de la obesidad en nuestra sociedad es muy importante. Se sabe que la obesidad es, en última instancia, la inevitable consecuencia de un balance energético positivo (se incorpora más energía de la que se gasta) y que, entre los nutrientes que nos proporcionan energía, los principales son los hidratos de carbono y las grasas. No obstante, en cualquier dieta hipocalórica ambos deben estar presentes hasta alcanzar determinadas cantidades, por debajo de las cuales pueden presentarse problemas nutricionales y metabólicos: debemos ingerir un mínimo de 100 g de hidratos de carbono diarios a fin de evitar la cetonemia y la pérdida de proteínas corporales, y un mínimo de 25 a 30 g de grasa si queremos asegurar la cobertura de los ácidos grasos esenciales y vitaminas liposolubles (A, D, E y K): la suma de ambos representa unas 650 kcal.

Los hidratos de carbono de la dieta se clasifican en dos grandes grupos: por un lado, los azúcares, que se caracterizan por ser solubles en agua y poseer un sabor dulce, siendo los principales la glucosa, la fructosa, la sacarosa y la lactosa. Se encuentran en frutas, miel, en el «azúcar» (que es la sacarosa) y los productos con él elaborados, y la leche y leches fermentadas, como el yogur (en estos últimos sólo encontramos la lactosa); por otro lado, el almidón presente en los cereales y derivados, las legumbres y las patatas. Como el almidón es un polímero de glucosa (es decir, la unión de muchas glucosas) bastaría sólo con su consumo para obtener el glúcido más importante para nuestro metabolismo. Sin embargo, el consumo de otros alimentos que contienen azúcares resulta asimismo muy importante para nuestro equilibrio nutricional debido a que también contienen vitaminas (es el caso de las frutas, que contienen principalmente vitamina C y betacarotenos), calcio y excelentes proteínas (es el caso de los lácteos). En caso de obesidad, la elección de frutas con un menor contenido en hidratos de carbono puede resultar muy útil por permitirnos ingerir menos calorías, sin detrimento de algunos de los micronutrientes. Las frutas con más azúcares son las más dulces: plátano, chirimoya, uva, higo, palo santo, que tienen entre un 15 y un 20 % de azúcares. Entre las frutas de consumo habitual con menos azúcares se encuentra el limón. Tomar limón es una de las formas «menos energéticas» de tomar la vitamina C que necesitamos. Además, el zumo de limón puede sustituir otros aderezos mucho más calóricos.

No obstante, no es cierto que el limón adelgace, como tampoco lo hace el pomelo ni ningún otro alimento. Lo que cuenta en definitiva es el valor energético total de la dieta y su relación con los gastos.

Son innumerables las propuestas de dietas para adelgazar que han ido apareciendo en las últimas décadas. Por supuesto, no tienen el mismo valor ni la misma eficiencia. La llamada dieta hipocalórica es la que surge de los conocimientos de nutrición y dietética más contrastados, y es la que ha demostrado tener una mejor relación beneficios/costos a lo largo del tiempo. En el otro extremo encontramos una multitud de modelos que no tienen ninguna base científica y que, en muchos casos, son tan desequilibrados que acarrean serios riesgos para el equilibrio nutricional y la salud. Dentro del repertorio de las medidas drásticas, podemos incluir las distintas dietas de frutas: dieta de la uva, dieta de la manzana, dieta del pomelo... y, por supuesto, la dieta del limón. Algunas de estas propuestas pueden servir, siempre bajo control médico, para determinados fines saludables, pero difícilmente son útiles para adelgazar teniendo en cuenta que no pueden seguirse durante muchos días y que la pérdida de grasa corporal es, por definición, una cuestión a largo plazo.

Durante estos decenios de relación entre alimentación y pérdida de peso corporal algunas cosas han ido quedando claras, por ejemplo que:

- Adelgazar, más que un sprint, es una carrera de fondo.
- Perder peso y mantener esa pérdida es difícil.
- No se conoce, en la actualidad, ninguna fórmula dietética mágica que permita conseguir perder peso con facilidad y de forma duradera.
- En la mayoría de propuestas para adelgazar que han resistido el paso del tiempo conviven puntos fuertes y puntos débiles.
- No existe una manera única ni perfecta de adelgazar con la dieta.
- Casi todas las dietas pueden funcionar en algunas personas en determinados momentos, pero ninguna sirve para todo el mundo siempre.

En este sentido, queremos recordar que los alimentos que ejerzan un efecto diurético no ayudan a disminuir el sobrepeso o la obesidad: perder agua no es perder grasa y el excedente de la persona obesa es de grasa y no de agua, de la cual no hay reservas en el organismo.

Hipertensión arterial (HTA)

Ésta es otra de las llamadas *patologías de la civilización,* habida cuenta del elevado porcentaje de personas que la padecen en nuestro medio y entre cuyas consecuencias principales figura el ser un factor de riesgo de la aterosclerosis. La HTA se asocia a un mayor riesgo de accidente vascular cerebral.

Clásicamente, se ha considerado que el principal problema nutricional de esta patología es el consumo excesivo de sodio debido a la ingesta excesiva de sal (cloruro sódico). No obstante, actualmente se sabe que no todo el mundo es igualmente «sensible» a la sal: hay personas en las que el exceso de sal puede ser causa de HTA, mientras que en otras no; se ha publicado que algo más de la mitad de los hipertensos son sensibles a la sal, es decir, sus cifras de presión arterial se elevan al consumir una dieta con alto contenido en sal y descienden cuando se elimina de la dieta habitual.

Por otro lado, las deficiencias de algunos micronutrientes también podrían estar implicadas en el desarrollo de la HTA. Éste parece ser el caso del potasio y, particularmente, el de una baja relación potasio-sodio (la relación potasio-sodio es uno de los equilibrios nutricionales importantes que deben respetarse; en la actualidad se recomienda que sea cercana a 1). En este sentido, el limón actúa favorablemente, debido a su elevado contenido en potasio y muy bajo en sodio (la relación de estos elementos químicos en el zumo de limón expresada en miligramos por cada 100 ml es de 138/1); en todas las frutas de consumo habitual se encuentra una elevada relación. Estos alimentos pueden ayudar a enderezar la tendencia de nuestros modelos dietéticos actuales, en los que tal relación es extremadamente baja debido a la reducida ingesta de alimentos ricos en potasio y al elevado consumo de sodio, principalmente debido al importante consumo de sal. Además, algunos autores atribuyen a esta relación potasio-sodio elevada la acentuación del papel diurético del agua que contienen. Una dieta rica en potasio favorece la excreción urinaria de sodio (la retención de sodio se acompaña del aumento del volumen plasmático y gasto cardíaco), mejorando las cifras de presión arterial del hipertenso.

Desde el punto de vista de su contenido nutricional, la sal es absolutamente prescindible para una correcta nutrición. La adición de sal a la comida es una cuestión cultural, a la que nos habituamos progresivamente. En los casos en los que puede ser conveniente una dieta hiposódica, algunas especias, plantas aromáticas y alimentos pueden resultarnos útiles como sustitutos de la sal.

Agregar zumo de limón a las hortalizas cuando se consumen crudas o cocidas puede, para aquellos que están acostumbrados a comer con sal, servirles de sustituto y ayudarles a la deshabituación de ésta, haciéndoles menos traumática la reducción de su consumo.

Aterosclerosis

Los trastornos vasculares asociados a la aterosclerosis (los principales son el infarto de miocardio y el accidente vascular cerebral) representan la primera causa de mortalidad en los países económicamente desarrollados. Se trata, en consecuencia, de uno de los principales problemas de salud pública. La aterosclerosis es una enfermedad multifactorial en la que se están viendo implicados muchos factores. Desde hace ya varias décadas (uno de los pioneros fue el ya fallecido Grande Covián) se ha intentado establecer la relación entre la naturaleza de las grasas de nuestra alimentación, niveles de colesterol y la aterosclerosis. En la actualidad, se sabe que las grasas saturadas son el principal factor nutricional por lo que se refiere al aumento del colesterol plasmático, uno de los principales factores de riesgo de esta enfermedad, que suele desarrollarse durante tres o cuatro décadas y que algunos autores han señalado que puede tener su inicio en la primera infancia.

Pero, juntamente con las grasas, en los últimos años se han señalado otros factores que también podrían ser causantes de este «taponamiento» de nuestras arterias. En este sentido, ha venido cobrando fuerza la idea de que los radicales libres podrían dañar el endotelio vascular y, como consecuencia, favorecer la aterogénesis. Los radicales libres son estructuras muy reactivas que alteran la estructura normal de los lípidos, hidratos de carbono y proteínas, particularmente las nucleoproteínas de nuestro organismo, de ahí sus nefastos efectos; en la actualidad, hay autores que los responsabilizan de múltiples enfermedades. Se forman en reacciones propias de nuestra fisiología, pero su producción puede verse aumentada en determinadas situaciones adversas. Nuestras células disponen de equipamiento para hacer frente a estas sustancias, cuyo funcionamiento depende de la presencia de algunos oligoelementos (por ejemplo, el cinc, el cobre, el manganeso, el selenio) y ciertas vitaminas (E, C y betacarotenos, que es una provitamina A). Los problemas sobrevienen cuando la producción de radicales libres supera la capacidad del organismo de neutralizarlos, situación que se conoce como *estrés oxidativo* y que puede deberse a determinadas deficiencias nutricionales.

Como ya hemos mencionado, la vitamina C es un antioxidante y, aunque la existencia de un posible efecto benéfico de esta vitamina en la aterosclerosis es una cuestión que dista mucho de estar resuelta, existen trabajos que demuestran que el nivel de ácido ascórbico en el plasma es significativamente más bajo en pacientes con aterosclerosis coronaria. Una vez más, resulta del máximo interés mantener un balance nutricional correcto de esta vitamina, al que puede contribuir de forma destacada el zumo de limón. Éste es el motivo que justifica la incorporación del limón a la dieta de la aterosclerosis, si bien algunos autores lo incluyen por su riqueza en ácido cítrico y, como señala el doctor J. Valnet, por disminuir la hiperviscosidad sanguínea.

Por su bajo contenido en hidratos de carbono, el limón puede estar especialmente indicado en aquellas personas con hipertrigliceridemia (elevaciones anormales de triglicéridos en plasma) sensible a los azúcares. Los triglicéridos elevados (según la Sociedad Española de Aterosclerosis, las cifras deseables se sitúan por debajo de 200 mg/dl) son un factor de riesgo secundario de aterosclerosis.

EL ESTRÉS OXIDATIVO

El estrés oxidativo se caracteriza por un desequilibrio en el balance prooxidante y antioxidante. La generación de especies reactivas de oxígeno, consecuencia de este desequilibrio, es un atributo propio de la vida, pues se caracteriza por una formación constante de prooxidantes que, en condiciones óptimas, resulta equilibrada por la desaparición de los mismos debido a la acción de las sustancias antioxidantes. Para mantener este equilibrio, es necesario que exista una regeneración constante de la capacidad antioxidante, puesto que si no se consigue, las lesiones por oxidación subsiguientes darán lugar a distintos trastornos en el organismo. Algunas vitaminas, entre ellas la C, son algunos de los compuestos antioxidantes que actúan como agentes protectores frente a la inevitable tendencia de la oxidación.

FACTORES OXIDANTES

Aumentan la cantidad de radicales libres y provocan lesiones y envejecimiento en las células de nuestro organismo.
• Rayos ultravioleta procedentes del sol; agravado por la permeabilidad aumentada de la capa de ozono.
• Contaminación ambiental: por metales tóxicos como plomo, aluminio, mercurio y cadmio.
• Estrés y cansancio mental y físico: aumentan los requerimientos metabólicos y, por consiguiente, la oxidación.

FACTORES ANTIOXIDANTES:

Nos protegen de la acción de los radicales libres.
• Vitaminas: C, E, B6, betacarotenos.
• Minerales: selenio, cinc, manganeso, cobre.
• Muchos polifenoles.
Todos ellos están presentes en los alimentos vegetales.

DIETA RICA EN NUTRIENTES ANTIOXIDANTES. ASPECTOS PRÁCTICOS

El consumo diario de aceite es fundamental para conseguir las cantidades recomendadas de vitamina E. También algunos frutos secos, como las avellanas y las almendras, son excelentes fuentes de esta vitamina.

Los cítricos son alimentos muy ricos en vitamina C. Pero hay alimentos que incluso los superan, como las fresas y los pimientos.

Entre las hortalizas ricas en betacaroteno destacan, sin duda, las zanahorias. Entre los productos de la huerta, también las espinacas, las acelgas y los nísperos los contienen en cantidades elevadas.

El pan integral, los quesos, las legumbres, los cacahuetes, las carnes y el marisco contienen elevadas cantidades de cinc.

Carnes, pescados, huevos, leche, cereales, ajos y champiñones son todos alimentos ricos en selenio.

Para personas adultas, y cuando no haya contraindicación, tomar un poco de vino, por ejemplo 100 ml al día, tiene cabida en el marco de una dieta antioxidante.

Las aspiraciones de una dieta a ser rica en sustancias antioxidantes y a ayudarnos a enfrentarnos a los radicales libres se acrecientan a medida que su composición se acerca a la de la alimentación mediterránea tradicional, en la que frutas, hortalizas y aceite de oliva tienen un destacado protagonismo.

Diabetes

Nos referimos aquí fundamentalmente a la diabetes no insulino-dependiente, o diabetes del tipo II o del adulto. De los aproximadamente 800.000 diabéticos que hay en España, un 70 % son no insulino-dependientes. Se trata de una patología importante que acaba repercutiendo sobre los grandes vasos de la circulación (la diabetes constituye un factor de riesgo cardiovascular, puesto que en los diabéticos el riesgo relativo de aparición de una enfermedad coronaria es de dos a tres veces superior al de la población general) y sobre los pequeños vasos (retinopatía que puede llegar a provocar ceguera y problemas renales que pueden conducir a la insuficiencia renal).

El papel de los factores ambientales, en especial de la obesidad, en el desarrollo de este tipo de diabetes es indiscutible. La prevención pasa por mantener un peso normal (balance energético correcto en la dieta), la disminución del consumo de azúcares, y un aumento de la actividad física.

El limón puede, desde el punto de vista nutricional, contribuir favorablemente en los dos primeros factores por una misma razón: su bajo contenido en azúcares. El limón es, efectivamente, una de las formas de tomar vitaminas (sobre todo la C), con menos hidratos de carbono y, por consiguiente, con menos calorías.

Estreñimiento

El estreñimiento consiste en una dificultad o disminución de la frecuencia de la deposición de las heces, y es una de las más importantes alteraciones de la función intestinal. Muchas personas consideran que debe haber una deposición diaria, y que, cuando ello no se produce, podemos hablar de la existencia de estreñimiento, pero esto no es cierto. La función excretora varía de unas personas a otras y se considera perfectamente normal variaciones entre tres deposiciones diarias a una cada tres días. Las causas que pueden dar lugar al estreñimiento son muchas y variadas. La dieta inapropiada escasa en fibras y líquidos, la vida sedentaria o la falta de hábito a la hora de defecar suelen provocar el estreñimiento. Pero también puede producirse por otra serie de anormalías y lesiones de nuestro organismo. Todas estas causas acaban por influir en el tránsito de la materia fecal por el intestino grueso, que se ralentiza, por lo que la mucosa del colon dispone de mucho tiempo para reabsorber agua.

Las heces se tornan más secas y duras, lo que dificulta su evacuación. Debido a ello, la frecuencia de las deposiciones disminuye, acumulándose las heces, más duras y secas, en el intestino grueso. Para tratar con éxito el estreñimiento, lo primero y necesario es identificar la causa que lo origina. En cualquier caso, siempre son aconsejables una serie de medidas higiénicas saludables, como la práctica de ejercicio físico suave, la modificación de los hábitos alimentarios para ingerir una mayor cantidad de líquidos y alimentos con mayor cantidad de residuos y fibra. Es importante tener en cuenta que las fibras retienen agua, por lo que las heces tienden a ser más blandas y voluminosas; este incremento del volumen produce un aumento del estímulo reflejo, provocando que las heces atraviesen el intestino grueso más rápidamente. Una buena hidratación es, pues, una medida fundamental. Y si bien el limón tiene reconocidas propiedades astringentes, en este caso el hecho de añadir unas gotas de zumo al agua de bebida puede estimular el consumo de la misma, contribuyendo a ingerir las cantidades necesarias de líquido.

Cáncer

La relación alimentación-cáncer es extremadamente compleja y difícil, si bien los expertos (Instituto Nacional del Cáncer de Estados Unidos, 1984) han señalado que entre los principales factores de riesgo asociados al cáncer, los relacionados con la alimentación suponen el mayor porcentaje relativo, con un 35 %. Evidentemente, están implicados múltiples aspectos, desde las deficiencias nutricionales a la ingesta de sustancias potencialmente cancerígenas con los alimentos.

La asociación que se ha encontrado entre la vitamina C y el cáncer, en el curso de las encuestas epidemiológicas, descansa sobre la existencia de una relación inversa entre la frecuencia de cáncer y el consumo de alimentos ricos en esta vitamina, más particularmente cáncer de esófago y estómago.

De hecho, una de las relaciones que ha merecido muchos estudios y publicaciones en los últimos tiempos es la que vincula la presencia de nitratos y nitritos en la dieta, la vitamina C y el cáncer de estómago. Efectivamente, cuando se aborda el tema del cáncer gástrico y sus causas nutricionales, el primer problema que se plantea es el de las nitrosaminas y nitrosamidas, siendo muchos los trabajos que han revelado la gran potencia cancerogénica de estas sustancias, que pueden tener dos procedencias:

- *Un origen exógeno, concretamente alimentario.* Las nitrosaminas se detectan en muchos alimentos en cantidades variables.
- *Un origen endógeno.* Se sintetizan a partir de las aminas y los nitritos en un medio con un pH ácido (de 2 a 3), como el del estómago, en una reacción de nitrosación.

No obstante, más importante que la ingesta de nitritos es la de nitratos. Los nitratos abundan en nuestros alimentos y también pueden estar presentes en el agua; el contenido en nitratos de las hortalizas y del agua depende esencialmente del uso más o menos «generoso» de abonos nitrogenados. La OMS recomienda que el agua utilizada para beber contenga una tasa de nitratos inferior a 50 mg/l. En Chile, donde los abonos con nitratos se han utilizado mucho, se observa una tasa elevada de cáncer gástrico, sobre todo en las poblaciones agrícolas y, de hecho, hoy se considera una medida importante para la profilaxis del cáncer de estómago la limitación del empleo de estos abonos y la vigilancia del contenido en nitratos del agua y hortalizas. Además, los nitratos y nitritos también son utilizados como aditivos alimentarios para prevenir la intoxicación botulínica en alimentos sensibles como el jamón y los embutidos (la toxina botulínica es la más potente que se conoce y es sintetizada

por *Clostridium botulinum,* una bacteria anaerobia esporula-
da), concretamente los E-249, E-250, E-251 y E-252 son, respectivamente, el nitrito de potasio, el nitrito de sodio, el nitrato
de sodio y el de potasio.

Los nitratos no se utilizan directamente en la formación de
nitrosaminas. El problema que plantean es que son convertidos
en nitritos bajo la acción de las bacterias bucales (nuestra saliva
contiene fisiológicamente nitratos y nitritos) y en el estómago,
antes de que éstas sean inactivadas por la acidez gástrica. Por
eso, en las personas con una hiposecreción de ácido clorhídrico
(gastritis, ancianos), la conversión de los nitratos en nitritos es
mucho más activa e importante.

Además de nitrosaminas, nitratos y nitritos, las aminas se
encuentran también de forma abundante en los alimentos. Así
pues, como medidas preventivas, podríamos señalar la disminución del uso de los abonos con nitratos, la disminución de la
adición de los aditivos alimentarios citados y el consumo de
vitamina C. En efecto, hoy se sabe que esta vitamina inhibe la
conversión de nitratos en nitritos y, en consecuencia, de éstos
en nitrosaminas, puesto que inhibe la reacción de nitrosación al
reducir los nitritos a NO. Por eso, desde el punto de vista dietético, se recomienda la ingesta de frutas y hortalizas frescas por
su contenido en vitamina C.

No existe en la actualidad una dieta anticáncer; con todo,
los expertos proponen a la población general una lista de 10 recomendaciones generales, que de hecho pueden aplicarse para
la prevención de cualquier patología, entre las que figuran consumir con frecuencia alimentos ricos en vitaminas A (o betacarotenos) y C.

Anemia

Las anemias pueden deberse a diferentes causas, pero, sin duda,
la anemia más frecuente es la que aparece como consecuencia de

una carencia de hierro: de hecho, la carencia de hierro constituye la carencia nutricional más extendida en el mundo, y afecta tanto a los países en vías de desarrollo como a los países económicamente desarrollados. En nuestro medio, es excesivamente frecuente encontrar entre las mujeres adultas fértiles, que son un grupo de riesgo de deficiencia en hierro a causa de las pérdidas de la menstruación, cifras anormales de hemoglobina, que se sitúan para este colectivo por debajo de los 12 g/dl. En caso de embarazo, las necesidades de hierro aumentan espectacularmente y es práctica médica habitual prescribir sistemáticamente un suplemento de hierro a las mujeres que se encuentran en esta situación fisiológica.

No obstante, debe considerarse que la anemia constituye una fase muy avanzada de la carencia en hierro y es, como señala Hercberg, la punta visible del iceberg. Hoy en día se sabe que la deficiencia en etapas más precoces tiene consecuencias no hematológicas importantes, como por ejemplo una limitación de la capacidad física al esfuerzo, una disminución de las capacidades intelectuales y una menor resistencia a las infecciones. Las nefastas consecuencias de su deficiencia, así como la gran frecuencia de ésta, han motivado que el hierro sea hoy el oligoelemento más estudiado y mejor conocido.

¿Por qué es tan frecuente la carencia en hierro? Una de las causas principales es su baja biodisponibilidad o, lo que es lo mismo, el bajo porcentaje del hierro presente en los alimentos que llega a absorberse en el intestino delgado, habitualmente sólo del 5 al 15 % del total ingerido. Desde este punto de vista podemos dividir el hierro presente en nuestros alimentos en dos grandes grupos:

- *El hierro hemínico*. Hierro ligado a determinadas proteínas que se halla presente sólo en carne y pescado, donde representa del 40 al 50 % de su hierro total. Este tipo de hierro se absorbe en un 25 %, independientemente de los otros constituyentes de la comida.

- *El hierro no hemínico.* Se trata del hierro restante y suele representar, según el modelo alimentario, del 80 al 95 % del aporte total del hierro de la dieta. Su porcentaje de absorción es mucho menor que el del hierro hemínico y depende de distintos factores que inhiben o activan su absorción. Entre los inhibidores, los más importantes son los taninos (por ejemplo, del té), la fibra y los fitatos (presentes principalmente en las cubiertas de los cereales, aunque quizá sea algún otro factor el responsable del efecto inhibidor del salvado). Entre los activadores, actualmente se considera que la vitamina C es el más potente activador conocido de la absorción del hierro no hemínico; en este sentido, se ha señalado que la absorción de este tipo de hierro presente en una comida pueda multiplicarse por tres cuando se ingieren en ella unos 50 mg de esta vitamina (100 ml de zumo de naranja o limón). Esto puede ser especialmente interesante para determinados colectivos que presentan un mayor riesgo de deficiencia en hierro como son, por ejemplo, los ovolactovegetarianos (que no tienen hierro hemínico en sus dietas), particularmente si son mujeres.

Las consecuencias de aumentar la presencia de activadores y disminuir la de inhibidores son tan importantes que pueden llegar a determinar un estado nutricional adecuado o no de hierro sin modificar su cantidad ingerida.

Una de las propiedades clásicamente atribuidas al limón es su efecto antianémico. Probablemente, la explicación mejor contrastada de cómo puede contribuir el limón a la prevención o curación de una anemia ferropriva se deba al efecto señalado de la vitamina C, sin olvidar que prevenir la deficiencia en hierro es, con toda seguridad, mucho más que prevenir la anemia.

Es más que probable que la antigua costumbre de añadir limón al té no tuviera su origen en el conocimiento de los opuestos efectos que pueden ejercer estas dos sustancias en la absorción intestinal del hierro (¿compensa la vitamina C del segundo los negativos efectos de los taninos del primero?) pero, quién sabe, quizás una vez más el conocimiento empírico del humano nos confirme que todas las tradiciones culturales esconden una gran sabiduría y recuérdese, además, que la tradición de los ingleses es tomar el té a las cinco de la tarde, lejos de toda comida principal.

Fiebre

Durante los estados febriles suele recomendarse una dieta hídrica con bebidas abundantes de frutas ricas en vitamina C.

Una de las bebidas por excelencia para esta situación es una limonada a base del zumo de uno o dos limones por vaso de agua caliente y una cucharada de miel. Puede beberse a voluntad. Además, los azúcares de la miel impedirán la cetosis, que frecuentemente se observa en los niños que se encuentran en esta situación y se hallan desganados.

Resfriados y gripe

Desde hace mucho tiempo se viene considerando la vitamina C como un protector contra los resfriados y la gripe, y, por ello, muchas personas toman suplementos de esta vitamina en otoño e invierno con la esperanza de prevenir o curar estos cuadros. Hasta la fecha, por los trabajos científicos realizados, no se puede concluir que exista un interés real en utilizar la vitamina C en grandes dosis en estas situaciones. Otra cosa muy distinta es tomar la vitamina C en cantidades suficientes para mantener un buen estado nutricional de la vitamina que, como hemos señalado, interviene tanto en la inmunidad celular como humoral. En nuestras latitudes, la sabia naturaleza nos ofrece en estas estaciones los frutos cítricos, que se caracterizan por su elevado contenido en vitamina C. Su consumo diario puede que sea, probablemente, una de las mejores formas de garantizar la cobertura de las necesidades de esta vitamina y, con ello, contribuya a mantener nuestras defensas en estado óptimo.

En los estados gripales pueden obtenerse beneficios utilizando la bebida citada en los casos de fiebre (los efectos pueden ser mejores si en lugar de agua se ha preparado una infusión con plantas medicinales indicadas para el caso).

Bronquitis
Beber cada día dos limonadas calientes con una cucharada de miel. También en la rinofaringitis y dentro de las medidas higiénico-dietéticas puede darse a beber zumo de limón.

LA VITAMINA C Y LA CURA DE LOS RESFRIADOS

La historia de la vitamina C es muy larga, y aún no ha llegado a su fin. En ella se conjugan la intuición, la imaginación y el método científico. A ella se asocian una gran cantidad de nombres propios, y uno de ellos es el de Linus Pauling. Este genial químico norteamericano y doble Premio Nobel, se desmarcó de la mayor parte de la comunidad científica al afirmar y publicar que la toma de megadosis de vitamina C, a razón de varios gramos diarios (la recomendación actual en España para los adultos de ambos sexos se sitúa en los 60 mg) era útil para prevenir y/o curar el resfriado común. Es una vieja polémica que aún hoy continúa vigente. Incluso sabiendo que la vitamina C participa en los mecanismos de defensa inmunitaria de tipo celular y humoral, el conjunto de los estudios realizados hasta la fecha para corroborar las tesis de Pauling no han podido verificarlas. A pesar de ello, con este argumento, la vitamina C se mantiene en cabeza de la lista de ventas como suplemento vitamínico en España.

Sinusitis

En el marco de las medidas generales, durante la fase aguda, se recomienda para el adulto una dieta hídrica durante 24 a 48 horas con zumo de limón y rábano negro.

Anginas

Pueden utilizarse como tratamiento local los gargarismos con zumo de limón: de 1 a 10 cucharaditas pequeñas de zumo por vaso de agua. Entre las medidas generales puede incluirse la ingesta de zumo de limón por su riqueza en vitamina C.

Enfermedades de la vesícula y vías billares

En esta situación, uno de los principios dietéticos básicos es la reducción de las grasas de la alimentación y también de la fibra, especialmente la de los alimentos que provocan flatulencia. En estos casos, el zumo de limón puede prestar buenos servicios, tanto porque puede ser utilizado como aderezo en sustitución de las grasas, como por la ausencia de fibra en el zumo, y por ser una buena fuente de vitamina C, máxime si consideramos que en estas situaciones deben tomarse con mucha prudencia (según la tolerancia personal), dos de los alimentos que habitualmente más contribuyen a la ingesta de esta vitamina, esto es, el pimiento y la naranja. Además, tampoco es muy interesante consumir frutas muy dulces que puedan provocar una secreción importante de insulina que favorezca la síntesis de colesterol.

Pancreopatías

En esta situación, la cantidad de grasas se reducirá al mínimo posible debido a la insuficiente presencia de enzimas digestivas pancreáticas, con lo que el limón puede volver a prestar buenos servicios como aderezo para hacer más apetecible la dieta.

Su baja concentración en azúcares tampoco forzará importantes secreciones de insulina.

EL ZUMO DE LIMÓN Y EL VIH

En la XV Conferencia Internacional del sida celebrada en Bangkok, el investigador Roger Short de la Universidad de Melbourne (Australia) presentó los resultados de un ensayo *in vitro* en el que encontró que una solución con el 20 % de zumo de lima o limón inactivaba un 90 % la actividad de transcriptasa inversa del VIH en 2 minutos. La idea le surgió tras «enterarse de que las mujeres lo habían utilizado como método anticonceptivo casero durante siglos». Después supe que «las trabajadoras sexuales en Nigeria, y posiblemente en otros países con alta prevalencia de esta enfermedad, utilizan las duchas de lima o limón de forma regular como un anticonceptivo postcoital y para prevenir infecciones». El Dr. Short investigó en cultivos celulares el grado en que se inactiva la replicación del VIH a diferentes disoluciones de zumo de lima y limón, así como la viabilidad de las células infectadas por VIH. En su opinión, «si se puede reducir el pH de la eyaculación a 4 (cuanto más bajo el pH de un fluido, mayor será su acidez) se puede inmovilizar de manera eficaz el 100 % las células del esperma en 30 segundos». El pH del zumo puro de lima o limón es de aproximadamente 2,5. En su trabajo expuso Células Mononucleares de Sangre Periférica (CMSP) a diferentes disoluciones de zumo de lima o limón. Posteriormente cultivó el VIH dentro de las células por un período de dos semanas y midió la replicación del VIH. La aplicación de una solución de zumo de limón al 5 % en un cultivo redujo a la mitad la replicación del VIH al cabo de una hora, mientras que la misma solución al 10 % la redujo en dos tercios. Ninguna de estas dos soluciones fue tóxica para las CMSP en cultivo. En cambio, una solución al 20 % reducía la replicación del VIH en un 90 % al cabo de dos minutos, pero también destruyó el 25 % de las CMSP, lo que indica los posibles límites de esta estrategia en cuanto a toxicidad. Short ya ha llevado a cabo posteriores investigaciones *in vitro* con esperma de hombres VIH positivos, y ahora está planificando un ensayo de Fase I para evaluar la seguridad del uso de zumos de cítricos como microbicida tópico.

Diarrea

La diarrea, considerada como un aumento en el peso diario de las heces por encima de los 200 gramos, se define también como un incremento en el número, volumen y fluidez de las heces de una persona en relación con su hábito intestinal normal. Está considerada un problema sanitario de alta mortalidad y morbilidad, especialmente en la infancia y en países poco desarrollados desde el punto de vista económico y sanitario. En los países desarrollados, el 10 % de los ingresos en los hospitales pediátricos se produce por esta causa. Los menores de 5 años presentan entre 1 y 2 episodios de diarrea al año, mientras que en los países en vías de desarrollo el número es de entre 10 y 20 episodios. Tanto en niños como en adultos la diarrea se produce por infección; en un 70 % de los casos el agente causal es un virus, en un 20 % es bacteriano y en un 10 % se trata de parásitos. Entre los grupos más propensos a padecerla se encuentran los viajeros que se desplazan a países en desarrollo, los consumidores de marisco, varones homosexuales, pacientes con VIH, ancianos, personas que reciben quimioterapia y niños que asisten a guarderías.

Cualquiera que sea la causa de la diarrea, se produce un aumento en el número de las deposiciones y una disminución en su consistencia, todo ello debido a una menor reabsorción de agua. Es por ello que se produce una pérdida hídrica más o menos importante, según los casos, que puede llegar a ser muy grave.

El primer objetivo dietético es, en consecuencia, rehidratar a la persona. La adición de miel y zumo de limón al agua puede resultar de gran utilidad, tanto para aumentar la absorción de agua (recuérdese que, en pequeñas concentraciones, los azúcares estimulan la absorción de agua), como para mejorar el sabor, lo cual estimula a beber.

La clásica agua de arroz también presta en estos casos inmejorables servicios. Los zumos de fruta pueden estar indicados en una fase posterior, si bien el de naranja no está indicado en estos casos por estimular el reflejo gastrocólico. Será también de utilidad evitar la ingesta de fibra y los alimentos irritantes.

De hecho, una de las propiedades clásicas atribuidas al limón es la de ser astringente.

DIARREA DEL VIAJERO

Éste es uno de los trastornos más frecuentes entre los turistas. Fundamentalmente, afecta a las personas que viajan a zonas con escasas condiciones de higiene, apareciendo con mayor frecuencia en verano, puesto que el calor favorece la presencia de agentes infecciosos. Por regla general, la diarrea del viajero comienza a los dos o tres días de llegar al país de destino y, en la mayoría de los casos, se resuelve de manera espontánea tras unos cuatro días.

La causa es la infección por bacterias, virus o parásitos y su diagnóstico es difícil porque el germen varía de un país a otro y sólo se identifica en algunas personas. El microorganismo infeccioso se transmite a través de los alimentos y las bebidas contaminadas, como el agua no tratada. Los alimentos de riesgo son los manipulados de forma poco higiénica, los almacenados incorrectamente y los que se conservan a temperatura ambiente o de forma inadecuada. El tratamiento depende de la gravedad del caso y se debe comenzar en cuanto se detecten los primeros síntomas. En el caso de diarreas leves suele bastar con cambiar de dieta e ingerir abundantes líquidos con azucares y sales, a los que se puede añadir, si se dispone de limón, su zumo. En las farmacias existen unos preparados, conocidos como soluciones de rehidratación oral, que ayudan a reponer el líquido y las sustancias que se pierden durante el proceso diarreico. Se deben tomar pequeñas cantidades, pero de forma frecuente, hasta alcanzar de dos a cuatro litros diarios. Además, también se suele recomendar seguir una dieta blanda, como cereales, arroz y yogur, entre otros alimentos. Y, por supuesto,

---

se recomienda evitar el alcohol, el café, la leche y los alimentos muy condimentados.

Cuando las deposiciones son muy abundantes, se debe pedir ayuda sanitaria. Para hacer frente a la diarrea del viajero, sin duda, la mejor arma es la prevención. Y para ello es fundamental tomar una serie de medidas dietéticas e higiénicas. Como regla de oro, siempre se deben hervir, cocinar bien y pelar los alimentos que se vayan a ingerir. Se utilizará sólo agua que haya sido hervida, desinfectada químicamente o embotellada, tanto para beber como para lavar alimentos o para higiene personal.

Estados infecciosos en general

Son muchos los nutrientes que intervienen en el mantenimiento de las defensas orgánicas, empezando por las proteínas y acabando por algunos de los micronutrientes: oligoelementos como el cinc y el hierro, y las vitaminas A, B6, ácido fólico y ácido ascórbico.

Las observaciones «históricas» del escorbuto indicaban una gran sensibilidad a las infecciones. Se ha observado que en la especie humana las enfermedades infecciosas se acompañan de una disminución de la tasa sanguínea de vitamina C. El zumo de limón puede ser beneficioso en la medida en que contribuya a conseguir un estado nutricional adecuado de esta vitamina.

Acidosis

Por su contenido en elementos químicos, las frutas se pueden considerar alcalinizantes, aunque para muchas personas el gusto ácido de algunas, como por ejemplo del limón, les haya hecho creer lo contrario. El organismo humano oxida con gran rapidez los ácidos cítrico y málico presentes en el limón. Los datos documentados en la bibliografía indican que el cuerpo humano es capaz de expulsar sin dificultad los ácidos orgánicos existen-

LA DRA. KOUSMINE Y LA ALCALINIZACIÓN
DE PH URINARIO

La doctora rusa Catherine Kousmine dedicó gran parte de su dilatada carrera a la investigación y tratamiento de enfermedades degenerativas. Sus éxitos clínicos con enfermos graves le proporcionaron un prestigio creciente, creando, con el paso del tiempo, la Association Médicale Kousmine Internationale, con sede en Dijon, y cuya finalidad es proseguir y divulgar sus investigaciones. La esencia de su mensaje señala que cada uno de nosotros es el directo responsable de su salud. Su concepto hipocrático de «somos lo que comemos» y «no hay enfermedades degenerativas sin intoxicación crónica del intestino» dio forma a su método, basado en cuatro pilares:

1. Alimentación sana: hay que reducir las proteínas animales y grasas saturadas, suprimir los azúcares, harinas y aceites refinados y sustituirlos por alimentos frescos, granos enteros y aceites prensados en frío.
2. Limpieza intestinal: las enfermedades degenerativas están estrechamente vinculadas a la intoxicación crónica que empieza en el intestino y el hígado. La práctica regular de enemas forma parte de su método.
3. Alcalinización de la orina: para neutralizar dicha acidez, el organismo debe recurrir a sus reservas de sales minerales, creándose una carencia de los mismos, que hay que corregir.
4. Suplementación con vitaminas y minerales: la dieta occidental es excesiva, pero crea muchas carencias.

El resultado de poner en práctica este método es que a los pocos meses aumenta la salud y bienestar del paciente.

En su opinión, la dieta occidental es acidificante, y considera que el pH de la orina (es decir, el grado de acidez), no debería ser ácido. Para evitarlo, aconseja la ingesta de unas sales básicas, pero como para tomar dichas sales es necesario el control médico, muchos de sus colegas seguidores aconsejan empezar por la toma regular de zumo de limón, controlando diariamente durante quince días o un mes el pH urinario mediante unas tiras reactivas que pueden comprarse en las farmacias.

La técnica consiste en controlar el pH urinario a media mañana y a media tarde, orinando en una tira reactiva y comparando el color que adquiere con una escala de colores que viene en la caja del reactivo. Debe anotarse el resultado, y si el pH se mantiene en 7, es correcto. Si está en menos de 6,5 hay que empezar tomando zumo de limón de la siguiente forma: se hierve cebolla y apio durante 20 minutos y se guarda el caldo en la nevera para varias veces. Media hora antes de comer y cenar se tomará un tazón de este caldo (tibio) con zumo de limón. Esta práctica es muy desintoxicante y reduce el nivel de acidosis del organismo.

tes en una gran cantidad de fruta. Estos ácidos no producen acidosis. De hecho, tal y como se verá, el limón se recomienda en una situación metabólica en la que interesa alcalinizar la orina: los cálculos renales de ácido úrico.

Reumatismo

Bajo el término *reumatismo* se engloban diversas enfermedades que provocan dolor en los músculos, articulaciones y tejidos fibrosos. Entre las medidas higiénico-dietéticas aplicadas en estas patologías se encuentra la recomendación de la toma específica de algunas frutas, entre las que se halla el limón. De hecho, algunos autores lo describen como antirreumático, antigotoso y antiartrítico.

Litiasis úrica

Los cálculos de ácido úrico no se encuentran entre los cálculos renales más frecuentes, y ocupan entre el 10 y el 20 % del total. En este caso, como en los demás, es de vital importancia beber mucho líquido, como mínimo 3 l de agua al día, puesto que los cálculos son una cuestión de concentración.

Una particularidad de este tipo de cálculos es que es muy importante la alcalinización de la orina para evitar la cristalización. Pueden contribuir a ello, y por este motivo está permitido el consumo de todas las frutas y el uso de limón y vinagre como condimentos.

En efecto, al ser el limón una fruta con propiedades alcalinizantes de la orina, se la considera un buen recurso para evitar la litiasis renal. Algunos profesionales señalan que, para combatir estas dolencias, es muy útil la dieta de la cura del limón, que consiste en tomar el zumo de un limón diluido en agua y aumentar progresivamente la dosis, añadiendo un limón diario hasta llegar a 11 o 12. A continuación se invierte el proceso hasta llegar de nuevo a un limón diario. Esta medida debe añadirse a las demás estrategias higiénico-dietéticas adoptadas en estos casos.

Fumadores

Que el tabaco ejerce nefastos efectos sobre diversos sistemas fisiológicos es una realidad documentada.

Hoy se sabe que los fumadores son un grupo de riesgo de deficiencia de vitamina C. Es un hecho aceptado que los fumadores necesitan casi el doble de vitamina C que los no fumadores. Los mismos expertos que elaboran las RDA han propuesto en su última revisión cifras de 100 mg/día (frente a los 60 mg/día de la población general) para los fumadores habituales de cigarrillos.

Distintos estudios han mostrado que las concentraciones de ácido ascórbico en el suero y los leucocitos eran más bajas en fumadores de cigarrillos que en los no fumadores. Estas cantidades inferiores no se justifican más que en parte por la menor ingesta de la vitamina en este colectivo. Recientemente, se ha publicado que entre los fumadores podría haber una utilización por encima de lo normal de vitamina C para intentar neutralizar una gran cantidad y variedad de radicales libres generados por el tabaco.

Qué duda cabe de que la mejor solución en estos casos sería dejar el tabaco, pero el zumo de limón puede ayudar, cuando menos, a aumentar la ingesta de ácido ascórbico para hacer frente a sus crecientes necesidades.

Fatiga

La relación entre la fatiga, observada por ejemplo en enfermedades como el escorbuto y la deficiencia en vitamina C podría establecerse, según se ha postulado, por el papel que tiene ésta en la síntesis de la carnitina, molécula necesaria para que los ácidos grasos, el combustible cuantitativamente más importante de nuestro organismo, entren en las mitocondrias, donde son oxidados para la obtención de energía celular. La deficiencia de carnitina podría comprometer esta oxidación.

De hecho, los vegetales ricos en vitamina C están indicados para niños fatigados.

Para hacer frente a la fatiga se puede preparar una bebida tónica con los siguientes ingredientes:

- 1 kg de miel
- 150 g de piñones molidos
- 50 g de polen
- la corteza rallada de dos limones
- 15 ampollas de jalea real

Para la preparación, se mezclan todos los ingredientes a excepción de la jalea. Cuando hayan formado una masa homogénea, se añade la jalea, se mezcla bien y se guarda el preparado en un lugar fresco y seco.

Se recomienda tomar por la mañana dos o tres cucharaditas de este preparado cuando nos sintamos fatigados, cansados o débiles.

Acné

Autores como Duraffourd señalan que, en caso de acné con trastornos hepáticos, las curas de zumo de limón pueden ser muy beneficiosas: se tomará el zumo de un limón el primer día y se irá aumentando la dosis diaria de limón a razón de uno por día hasta llegar a 10 limones diarios.

También se ha recomendado beber varias veces al día el zumo de un limón diluido con una cucharadita de miel.

Cicatrización

La cicatrización de las heridas supone el crecimiento y reparación de los tejidos. Una dieta completa y equilibrada será necesaria para que la piel tenga a su disposición todas las sustancias nutritivas necesarias para su reconstrucción. Se sabe que las situaciones de malnutrición hospitalaria conllevan el retraso en la cicatrización de las heridas quirúrgicas. Por tanto, un adecuado estado nutricional mejorará la evolución y evitará las posibles complicaciones derivadas de esta situación. Una ingesta óptima de vitamina C es fundamental para el buen funcionamiento de la piel, y parece importante para conseguir una reparación de los tejidos cutáneos ya que es un cofactor fundamental para las enzimas prolil-hidrolasa y lisil-hidrolasa, que favorecen la hidroxilación de prolina y lisina del colágeno. Cuando existe deficiencia de vitamina C, los fibroblastos producen moléculas de colágeno inestables que se degradan con rapidez, y este proceso retrasará la cicatrización, ya que el colágeno constituye la estructura básica en dicho proceso. De hecho, los problemas de cicatrización son una de las manifestaciones propias de la deficiencia en esta vitamina. Algunos autores recomiendan suplementar la dieta de los pacientes quirúrgicos y politraumatizados con un estado nutricional deficitario con dosis de 1 a 2 g al día de vitamina C. En cualquier caso, las ingestas de estas grandes dosis deben ser prescritas por el médico.

Intoxicación alimentaria

Cuando ciertas bacterias patógenas invaden la comida pueden producir intoxicaciones alimentarias. Cada año se producen millones de casos de intoxicación alimentaria y la mayoría de ellos podrían prevenirse siguiendo unas medidas higiénicas básicas adecuadas. La intoxicación alimentaria comienza muchas veces con síntomas parecidos a los de la gripe, tales como náuseas, vómitos, diarrea o fiebre, de ahí que mucha gente no se dé cuenta de que la enfermedad es causada por bacterias u otros organismos patógenos presentes en los alimentos. La edad y la condición física hacen que algunas personas corran mayor riesgo que otras, sin importar la clase de bacteria. Los niños pequeños, las mujeres embarazadas, los ancianos y las personas con el sistema inmunológico débil corren mayor riesgo de ser atacados por bacterias patógenas. Algunas personas pueden caer enfermas al ingerir unas cuantas bacterias dañinas, mientras que otras pueden permanecer libres de síntomas después de haber ingerido miles de bacterias. Durante el verano debemos tener mayor cuidado a la hora de manipular y consumir los alimentos, ya que las intoxicaciones alimentarias se dan con mayor frecuencia durante las épocas cálidas. La ingesta de agua con zumo de limón es una de las medidas higiénico-dietéticas que podemos seguir en estas situaciones.

Varices

Una variz es una vena dilatada que se alarga y se convierte en tortuosa, pudiendo aparecer de color azulado o violeta. Por lo general, se trata de venas superficiales con alteraciones en sus paredes que provocan una insuficiencia valvular, lo que dificulta el correcto flujo de sangre hasta el corazón. Pueden producirse en cualquier lugar del organismo, apareciendo en muchas ocasiones en las piernas.

Las varices afectan a alrededor del 10 % de la población adulta en mayor o menor intensidad, lo que en España corresponde a 2,5 millones de personas, presentándose cuatro veces más en mujeres que en hombres. Distintos factores predisponen a tener varices. Unos son inevitables, pero otros, si se introducen determinados hábitos en la vida cotidiana, se pueden prevenir. Entre los primeros se encuentran la edad, la herencia y el estado hormonal; también tener los pies planos facilita la aparición de varices. En cuanto a los factores evitables, se encuentra la obesidad, el estreñimiento, el sedentarismo, la exposición prolongada al sol, el calor, el uso de ropa demasiado ajustada y las profesiones que exigen estar de pie o sentado de forma continua y prolongada. Asimismo, los anticonceptivos orales, así como algunos deportes violentos para las piernas pueden afectar negativamente a la patología venosa. Otros factores que facilitan su aparición son el abuso de alcohol y el tabaco. Cuando aparecen, las varices son incurables, aunque siempre se pueden operar.

Algunos de los consejos dietéticos habituales para su prevención y tratamiento son tomar fruta del tiempo en el desayuno y comidas, comer abundantes verduras y hortalizas crudas (col, zanahoria, nabo, rábano, lechuga, espinaca) aliñadas con ajo, cebolla, perejil, estragón, cebolleta, salvia y ajedrea, aceite de oliva y zumo de limón. Para beber, mejor entre comidas, agua de limón o infusiones de plantas medicinales con acción tónica sobre las venas y capilares como bolsa de pastor, rusco, castaño de indias, hidrastis, hamamelis, ginkgo biloba, grosellero negro, vara de oro, ciprés, milenrama, nogal y salvia.

Estrés

La Organización Mundial de la Salud (OMS) considera el estrés como el trastorno psíquico de mayor incidencia mundial. En buena medida, deja de sorprendernos cuando tenemos en cuenta la inmensidad de la lista de situaciones que pueden exigirnos «demasiado». Por lo que a las relaciones entre alimentación y estrés se refiere, podemos indicar que son complejas, pudiéndose influir mutuamente. Así, el estrés puede influir negativamente en la salud y en nuestro estado nutricional, puesto que su presencia suele asociarse a una reducción de las conductas saludables y a un incremento de las conductas no saludables. De esta forma, el hecho de comer a cualquier hora, cualquier cosa, con prisas, de forma ansiosa va a acabar alterando, más tarde o más temprano, el funcionamiento de nuestro tubo digestivo y nuestro equilibrio nutricional. En la dirección opuesta, un buen ejemplo nos lo proporciona el magnesio. Y es que se ha establecido un círculo vicioso entre estrés y deficiencia en elemento químico: el estrés parece capaz de provocar un déficit de magnesio mediante mecanismos de tipo neurohormonal, pero, a su vez, el déficit de magnesio crea un estado de hipersensibilidad al estrés que se observa incluso en los casos de pequeñas deficiencias crónicas. Lo preocupante es que, con nuestros hábitos alimentarios actuales, el magnesio es un nutriente que suele escasear en nuestras dietas. Considerando que sus mejores fuentes se encuentran en alimentos de origen vegetal y teniendo en cuenta la gran cantidad de productos animales que se consumen, no es extraño que muchas personas encuentren dificultades para alcanzar las recomendaciones actuales de los expertos, que se sitúan en los 350 y los 330 mg diarios para hombres y mujeres adultos respectivamente. De ese modo, cualquier aportación puede ser bienvenida. Y si bien hemos comentado que las cantidades de magnesio que podemos obtener con el limón son modestas, su consumo habitual puede poner su granito de arena para mantener este equilibrio. Hay que recordar que el consumo de un vaso de zumo de este fruto puede aportarnos unos 20 mg de magnesio.

Indigestión

Está descrito como remedio el hecho de tomar el zumo de un limón diluido en dos dedos de agua. Seguidamente se recomienda beber otros dos dedos de agua con media cucharadita de bicarbonato sódico.

LA GRANADA Y EL LIMÓN: DOS VIDAS BASTANTE PARALELAS

La granada es una fruta relativamente poco consumida pero a la que se le atribuyen importantes efectos beneficiosos que, en buena medida, son paralelos a los del limón. Así, su elevado contenido en agua y potasio y escaso contenido en sodio le confieren propiedades diuréticas y depurativas, lo que, unido a su concentración de ácido cítrico, hace que se favorezca la eliminación de ácido úrico y sus sales a través de la orina, por lo que su consumo se considera muy adecuado en caso de gota, cálculos renales de ácido úrico y también en casos de obesidad e hipertensión.

También se ha descrito el efecto antiarteriosclerótico de su zumo, pudiendo recomendarse en la prevención de enfermedades inflamatorias y apoplejías, así como en tratamientos contra el sida.

Al mismo tiempo, la presencia de los ácidos cítrico y málico le otorgan cualidades antisépticas y antiinflamatorias.

Teniendo en cuenta todo lo anterior, podemos preparar un auténtico cocktail de salud obteniendo un zumo de granada al que podemos añadir zumo de limón. Con otra ventaja añadida: estamos ante un excelente manjar.

USOS EXTERNOS

En patologías

- *Otitis.* Para la desinfección de la oreja pueden aplicarse dos gotas de zumo de limón dos o tres veces al día. O también cinco gotas de la siguiente preparación: zumo de un limón en 30 ml de agua arcillosa.
- *Sinusitis.* Introducir algunas gotas de zumo de limón en la nariz varias veces al día.
- *Hemorragia nasal.* Introducir con un cuentagotas varias gotas de zumo de limón por el orificio nasal y tapar con un algodón. Suele ser suficiente para detener las hemorragias. También puede utilizarse un tampón de algodón empapado en zumo de limón. Además, las hemorragias nasales, en particular, y capilares, en general, son propias de la deficiencia de vitamina C.
- *Migraña.* La migraña es un trastorno crónico de causa no establecida que se manifiesta por crisis o ataques repetitivos de intensos dolores de cabeza. Suelen asociarse a unas características especiales como náuseas, fotofobia o hipersensibilidad a la luz, hipersensibilidad al ruido y empeoramiento de la actividad física.

  Habitualmente la migraña comienza antes de los 40 años y se pueden diferenciar dos tipos. Las migrañas comunes o sin aura, que representan el 80 % del total. En ellas el dolor de cabeza comienza de manera unilateral, pero después se expande a toda la cabeza. El dolor es «palpitante», de intensidad moderada-intensa y exacerbada por el movimiento. Los episodios pueden durar entre 4 y 72 horas. Suele haber una historia previa de ataques similares y no hay evidencia de enfermedad orgánica. Por otra parte, las migrañas clásicas comienzan con un aura o aviso que puede darse desde varias horas a dos días antes del inicio del dolor de cabeza y dura menos de 60 minutos, dejando paso al propio dolor de cabeza. El aura visual es muy común en la migraña y tiene dos formas: un área de pérdida visual y la presencia de brillos en zig-zag.

Existe la sospecha de que las migrañas están ocasionadas por la dilatación de los vasos sanguíneos de la cabeza, que estimulan las terminaciones nerviosas que ocasionan el dolor. Estas dilataciones provocan un dolor palpitante intenso, normalmente sobre un lado de la cabeza, y están asociadas a náuseas y vómitos. Las migrañas afectan a las mujeres tres veces más que a los hombres y tienden a heredarse.

Existen una serie de consejos útiles en el tratamiento de las migrañas. En primer lugar, conviene mantenerse en reposo, sin ruidos y en un lugar oscuro. Unas compresas, alternando agua fría y tibia en la frente y base del cuello, disminuirán el dolor. También ayuda a reducir los síntomas tomar baños de agua tibia y realizar masajes en el cuello y la nuca. También podemos colocar sobre la sien compresas de zumo de limón o rodajas del fruto y renovarlas cada cierto tiempo.

La prevención de los dolores de cabeza es, como ocurre casi siempre, más importante que el tratamiento. Dado que muchas de las causas son conocidas, resultan evitables. Siguiendo algunos consejos sencillos, se puede mitigar un 90 % de los dolores de cabeza. Entre ellos, por ejemplo, la ingestión abundante de agua cada día, evitar alimentos que se hayan podido relacionar con la agravación del problema, hacer ejercicio de forma regular, dormir a diario las horas necesarias y evitar las situaciones generadoras de estrés.

- *Heridas*. Las heridas son lesiones que se producen por rotura de la piel a causa de golpes, cortes o abrasión. El nivel de gravedad es muy variable y los síntomas dependerán en buena medida de la persona que la haya sufrido. El dolor, en mayor o menor grado, siempre acompaña a una herida o a un corte. Otro tanto ocurre con el sangrado, que será de mayor o menor intensidad, dependiendo de dónde esté localizada la herida y de la profundidad de la misma. El tratamiento más urgente que hay que aplicar sobre una herida o un corte es limpiar la zona afectada. La limpieza puede realizarse con agua fría y con ayuda de jabón si no es muy profunda, porque, de lo contrario, se podría irritar más la zona. Posteriormente, se secará con cuidado la herida con una toalla limpia o gasa.

El zumo de limón puro aplicado directamente de forma repetida a la herida puede servir para desinfectar cortes y heridas superficiales. Recordemos además la importancia para la cicatrización que tiene la vitamina C a través de la síntesis de colágeno.

Es aconsejable dejar al aire las heridas de poca importancia porque cicatrizan mejor.

Las heridas mayores y con hemorragia incontrolada habrá que taparlas, presionando con gasas o toallas limpias y acudir al médico urgentemente.

- *Hongos en las uñas.* Son más frecuentes de lo que puede pensarse. Por sus propiedades antibacterianas, el limón puede resultar una buena ayuda para eliminar esos resistentes hongos de las uñas de las manos o de los pies. Para ello, podemos mojar las uñas con zumo de limón, dejando que se seque poco a poco. Aunque quizá no sea una solución definitiva, puede contribuir con los demás tratamientos a eliminar este problema.

- *Sabañones.* Como tratamiento local, puede ser útil realizar fricciones con zumo de limón. Puede servir también para prevenirlos.

- *Picaduras de insectos.* Frotar la parte afectada con una rodaja de limón. El aroma a limón también puede servir para ahuyentarlos.
- *Neuralgia.* Masajes sobre la parte afectada con medio limón.
- *Reumatismo.* Partir por la mitad un limón y friccionar la parte afectada por los dolores reumáticos. Repetir varías veces al día.

En cosmética y cuidados corporales

Una de las funciones de la vitamina C conocidas desde hace más tiempo es su participación en la síntesis de la proteína colágeno, una proteína básica del tejido conjuntivo y, en consecuencia, de la piel.

Las alteraciones que se observan en la piel a través del tiempo son consecuencia tanto del envejecimiento cronológico como del fotoenvejecimiento. Que la exposición al sol castiga la piel es algo conocido desde muy antiguo; agricultores, pescadores y cualquier otra persona que por determinados motivos se vea sometida a muchas horas de insolación han experimentado sus efectos negativos. En la actualidad se acepta que en la lesión cutánea inducida por efecto del sol están directamente implicados los radicales libres. De hecho, se ha observado que la concentración de antioxidantes lipofílicos e hidrofílicos, como la vitamina C, es muy superior en la epidermis que en la dermis. Hoy en día la vitamina C se considera un fotoprotector biológico de amplio espectro que actuaría neutralizando los radicales libres inducidos por la radiación solar, favoreciendo la síntesis y reparación del colágeno dérmico dañado; y aún hay más: probablemente la misma luz ultravioleta provoque una depleción cutánea de vitamina C que facilite el aumento de los radicales libres favorecedores del fotoenvejecimiento y el desarrollo de neoplasias cutáneas.

Al margen de la importancia de mantener un estado nutricional adecuado de vitamina C, la aplicación tópica de esta vitamina o productos que la contengan puede permitir la presencia de concentraciones en la piel que serían imposibles de conseguir mediante su ingesta.

Por otro lado, el llamado Complejo Bioflavonoide del Limón (CBL), se extrae de la corteza de los frutos del limón, y entre sus constituyentes bioactivos fundamentales destacan los flavonoides, los polisacaridos, los aceites esenciales y sustancias como la eriocitrina, la hesperidina y la naringenina, que permiten lograr una acción despigmentante, hidratación y frescura de la piel, una acción antioxidante y neutralizante de radicales libre y, todo ello, nutriendo y tonificando la piel. Actualmente existen en el mercado máscaras a base de bioflavonoides de limón.

Arrugas

Las arrugas son una manifestación del envejecimiento cutáneo. Se acaba de señalar el importante papel que tiene la vitamina C en la prevención de este proceso. Se ha publicado que la exposición intensa al sol multiplica por tres el riesgo de desarrollar arrugas precoces, el tabaco por cinco (recuérdese la mayor utilización de vitamina C por parte de los fumadores) y ambos factores asociados, por doce.

Entre algunas de las preparaciones contra las arrugas que incluyen limón, mencionamos la siguiente:

- Hervir 15 pétalos de amapola en una taza de agua durante un minuto, dejar reposar cinco minutos y colar.
- A continuación, agregar una cucharada de zumo de limón recién exprimido.
- Empapar una gasa con este líquido y aplicar en forma de compresa sobre las arrugas durante 10 minutos dos veces al día, por la mañana y antes de acostarse.

Para la eliminación de las arrugas también podemos realizar una preparación a base de limón y perejil. Para ello, dejamos reposar una rodaja de limón y una rama de perejil en un vaso de agua durante la noche. A la mañana siguiente, mojamos la cara con esta mezcla hasta que se seque sola.

Otra preparación interesante es mezclar unas gotas de limón con una cucharada de miel caliente y otra de yogur. Se remueve bien y se aplica en forma de crema sobre el rostro durante 45 minutos. Luego se lava bien la cara.

Pieles grasas
- *Loción*. Empapar un algodón con zumo de limón y hacer suaves fricciones sobre la piel del rostro. Dejar que se seque.
- *Mascarilla*. Hay mascarillas que pueden utilizarse para eliminar la grasa. Es el caso, por ejemplo, de la realizada con harina de avena, o harina de almendras o almidón de maíz mezclados con zumo de limón, extendiéndose posteriormente la preparación sobre el rostro. La mascarilla se retira con agua tibia y una toalla suave o algodón.
- *Mascarilla astringente*. Triturar bien cantidades iguales de zumo de tomate y pulpa de limón. Aplicar la mezcla sobre la cara y retirar posteriormente con agua tibia.

Pecas
Se recomienda aplicar zumo de limón puro en la zona afectada.

Grietas en las manos
Untarlas antes de acostarse con una mezcla a base de zumo de limón y aceite de oliva.

Acondicionador del cabello
Generalmente se utilizan a tal efecto sustancias ácidas. El zumo de todos los cítricos puede ser de utilidad como enjuague tras

la aplicación del champú, si bien el de limón es el más utilizado. Se añade una cucharada de zumo de limón al agua del último aclarado para eliminar el champú y dejar que el cabello muestre su brillo natural.

Desodorante
El fresco aroma del limón permite utilizarlo como desodorante, aplicando directamente el zumo en las axilas. También es útil para neutralizar el mal olor de pies y para eliminar el olor a pescado y cebolla de las manos.

Para blanquear las manos
Preparar una mezcla a partes iguales de glicerina y zumo de limón y aplicarla sobre las manos, dando friegas.

Además, para tener las manos siempre suaves, es conveniente frotarlas a menudo con medio limón.

Exposición solar
La piel es la capa externa de protección del organismo y por ello está expuesta a los productos químicos y contaminantes ambientales que afectan su salud. Su superficie es especialmente vulnerable a la acción de los radicales libres, implicados no sólo en el proceso de envejecimiento cutáneo sino también en el daño sobre las células epidérmicas generado por radiación ionizante e inducido por radiación ultravioleta (UV). La radiación UV genera efectos graves como eritema solar, supresión de la función inmunológica y, en última instancia, cáncer de piel. Parece que los antioxidantes se muestran eficaces en la protección de la piel contra estos efectos dañinos. Distintos estudios han venido demostrando el efecto protector de las vitaminas C, E, y betacaroteno contra el daño de la piel inducido por UV, tanto en animales de experimentación como en seres humanos. Parece que la acción combinada de antioxidantes (vitamina C, E, glu-

tatión y cisteína) reduce el grado de estrés oxidativo producido en la epidermis y dermis, inducido por la radiación UV. Tomar el sol siguiendo los consejos de los dermatólogos y garantizar una ingesta diaria adecuada de vitamina C, a lo que puede contribuir el limón, son dos buenos consejos para conseguir una piel morena sin riesgos.

Manchas seniles

Con los años, es habitual la aparición de manchas en la piel de color marrón oscuro. Se trata de acúmulos de un pigmento, la lipofucsina, que es un subproducto de la degradación de las células de la piel provocada por la acción de los radicales libres. Su aparición se ha relacionado con desequilibrios nutricionales, un consumo inadecuado de grasas, un exceso de exposición solar y un mal funcionamiento del hígado. En la actualidad no se conoce un tratamiento que resulte realmente efectivo para hacer frente a este tipo de manchas, pero podemos probar de reducir su color con aplicaciones de zumo de limón, ya sea puro o reducido con un poco de agua.

Esencia de limón

La esencia de limón, según la definición de la British Pharmacopoeia, es exprimida de la parte externa del pericarpio fresco del fruto maduro o casi maduro del limón.

La esencia del limón contiene terpenos (aproximadamente el 94 %, principalmente limoneno), aldehídos como el citral (alrededor de 3,4-3,6 %) y ésteres (alrededor del 1 % de acetato de geranilo).

El citral es un monoterpeno, mezcla de los aldehídos geranial y neral. Está catalogado como antiséptico y viral. El citral es el principal contribuyente del aroma y sabor del limón, aunque otros aldehídos y ésteres, como el acetato de linalilo y el acetato de geranilo modifican la nota primaria del citral. Desde el punto de vista comercial, la calidad del aceite esencial del limón se juzga primariamente por el contenido de citral.

Se han identificado 23 componentes mayoritarios y minoritarios en los aceites de limón.

La cantidad de esencia producida a partir del limón es extraordinariamente importante: en 1984, la producción mundial fue de 2.300 toneladas, siendo una de las más importantes.

La utilización de las esencias puede tener distintos fines. En el caso del limón, se utiliza principalmente como aromatizante (por ejemplo, en la cocina para aromatizar salsas, pasteles, helados y sorbetes) y en perfumería. No obstante, muchos autores le confieren propiedades terapéuticas. Así, se ha publicado que el aceite esencial de limón es activo en las afecciones hepáticas, arteriosclerosis, cefaleas y celulitis.

Creemos que, como sustancias altamente concentradas que son, deberían ser prescritas por profesionales especializados que conozcan bien sus indicaciones y sean capaces de individualizar y de adaptar las cantidades exactas que se deben tomar. En uso interno, deben de tomarse mezcladas con miel o sobre un terrón de azúcar o disueltas en algún líquido.

En uso externo pueden aplicarse en fricciones, inhalaciones, baños, pomadas, compresas. La esencia de limón parece eficaz en las llagas, cortes, forúnculos y enfermedades de la piel (aplicándola diluida en aceite de almendras dulces o aceite de germen de trigo).

La esencia de limón se utiliza también en la confección de bebidas refrescantes.

Agua de colonia

Con los siguientes aceites esenciales se puede preparar una colonia muy agradable y refrescante:

20 gotas de neroli
80 gotas de bergamota
30 gotas de limón
40 gotas de naranja
10 gotas de romero
200 ml de agua destilada o agua mineral

Agitar la mezcla antes de usar.

Uso y abuso del limón

CÓMO Y CUÁNDO TOMAR ZUMO DE LIMÓN

¿Cómo?

La mejor forma de tomar limón es ingerir su zumo, que debe tomarse siempre diluido en agua, como mínimo al 50 %. Además es aconsejable tomado con una cañita para evitar el contacto con el esmalte dental, ya que lo puede destruir. Podemos hacernos una idea del efecto corrosivo que el ácido cítrico puede ejercer sobre los dientes sabiendo que fue el primer ácido que se utilizó para desgastar el esmalte dental antes de aplicar material adhesivo. Pero también se han descrito casos en los que la vitamina C por sí sola, en contacto con los dientes, puede, con el tiempo, erosionar el esmalte (el pH de las tabletas puede ser cercano a 2). De hecho, no debe pensarse en el limón como en un «antiesmalte» especial: todo aquello que nos coloquemos en la boca que contenga un pH inferior a 5,5 (la mayoría de las frutas, algunos refrescos, el vinagre) puede causar erosión dental, siempre que el contacto con el esmalte dental sea prolongado.

Otra cuestión de máxima importancia es el tiempo que transcurre entre la preparación del zumo de limón y su aplicación (oral o tópica) y el tratamiento que le damos; todas las vitaminas son más o menos sensibles a diferentes agentes físicos y químicos: luz, oxígeno, temperatura, pH, metales, etcétera. Ahora bien, la vitamina C está considerada como la más sensible de las vitaminas. Ello implica que cualquier retraso o condición adversa en la utilización del zumo de limón puede disminuir sensiblemente su contenido en vitamina C.

¿Cuándo?

Por regla general, cabe decir que la noche no es la mejor hora para tomar zumo de limón y que deben preferirse las primeras horas de la mañana.

Una cuestión que suele suscitar algunas polémicas es qué y cuánto podemos beber en la mesa. Lo cierto es que habitualmente acompañamos nuestras comidas principales con la ingesta de algún líquido. Agua, vino, gaseosa, refrescos, zumos de fruta, cerveza, sidra, mosto... suelen estar presentes en nuestras mesas a la hora de comer. Pero ¿es una costumbre saludable y recomendable? La respuesta depende de qué, cómo y cuánto sea lo que bebamos.

De entrada, hay que dejar claro que la única bebida realmente necesaria es el agua y, aunque no sea estrictamente necesario, beber uno o dos vasos durante la comida del mediodía y la cena puede ayudarnos a satisfacer las necesidades diarias de la misma. Tomar mayores cantidades en cada comida no es aconsejable, puesto que puede ocasionar problemas digestivos, así como también ocupar un espacio en el estómago que debe pertenecer a los alimentos. Si no hay contraindicación, se puede añadir a esta agua zumo de limón y, si se quiere, un poco de azúcar o miel, lo que aproximará esta bebida al sabor de una limonada muy agradable. Fuera de las comidas, el zumo de limón diluido puede tomarse a cualquier hora, bien con el estómago vacío en las tomas de media mañana o la merienda, si bien en todos los casos habrá que tener en cuenta las preferencias y tolerancias personales.

Por otro lado, y en otro plano de la dimensión temporal, a veces olvidamos que los consumos alimentarios también están sometidos a ritmos estacionales y que consumir alimentos de temporada es beneficioso tanto para nuestra salud como para nuestro bolsillo, pues siempre presentan una mejor relación calidad/precio. Y es que la disponibilidad de alimentos varía, ¡por suerte todavía!, en función de la época del año, algo que afecta, en particular, a las hortalizas y las frutas. En los meses fríos, la generosidad de nuestros huertos en la producción de estos dos grupos de alimentos básicos queda limitada y con ello el aporte de sus valiosos nutrientes, entre los que se encuentra la vitamina C. En este marco, la disponibilidad de las frutas cítricas como naranjas y limones adquiere un valor especial. Ellas, en efecto, se convierten en toda una garantía para la obtención de las cantidades necesarias de esta vitamina y el mantenimiento de su equilibrio nutricional.

¿Con qué?

Otra cuestión que se ha planteado al hablar del consumo del limón era su incompatibilidad con los almidones. La incompatibilidad de los distintos alimentos es algo que en la mayoría de las ocasiones requiere más interés teórico que práctico. Por ejemplo: una de las incompatibilidades en que más se ha insistido es la del ácido con el almidón. Pero atención, pues entonces, ¡el pan con tomate sería incompatible! Efectivamente, el tomate es un fruto ácido, y el pan, un alimento con alto contenido en almidón. La argumentación teórica de esta incompatibilidad reside en el hecho de que la digestión del almidón empieza en la boca, gracias a la presencia de una amilasa en la saliva (la tialina) y que se inhibe en un medio ácido (el que provocaría localmente el alimento ácido en cuestión). Ahora bien, es necesario advertir de entrada que, con diferencia, el protagonismo de la digestión del almidón dietético recae en la amilasa pancreática que segrega esta glándula endocrina y exocrina al intestino delgado. Pero también podemos preguntamos: ¿cuánta gente mantiene sus bocados el suficiente tiempo en la boca para que esta enzima pueda tener una acción significativa? Y ello con más razón cuando una de las características de nuestra forma de comer actual es masticar poco y ensalivar menos.

Además, el limón no suele combinar bien con algunos de los principales alimentos ricos en almidón de nuestra dieta, como por ejemplo el pan y las patatas. Es más utilizado con determinados alimentos proteicos, como el pescado y las hortalizas. Sin dejar de tenerlas presentes siempre que se pueda esperar de ellas un beneficio neto, lo cierto es que cuando se habla de compatibilidades debe prestarse más atención a los aportes nutricionales que a posibles mezclas inconvenientes.

CONTRAINDICACIONES

Haciendo un buen uso de él, el limón presenta pocas contraindicaciones. El límite en su consumo deben fijarlo la tolerancia personal y la situación particular. Queda claro que el factor principal de la limitación del uso del limón como alimento es su acidez, más en cuanto al contacto que a las repercusiones metabólicas.

Lactantes y niños

La introducción del limón en la vida del niño no debe ser muy temprana. Así, mientras la mayoría de frutas pueden introducirse a partir del cuarto mes, las más ácidas, y especialmente el limón, es mejor dejarlas para etapas posteriores. Introducirlo en la dieta del lactante con la idea de aportarle vitamina C es tan nefasto como inútil. La leche humana, a diferencia de la de vaca, contiene una cantidad considerable de vitamina C: alrededor de 60 mg/l. Los niños, en general, toleran mal los alimentos ácidos.

Personas con tendencia a la descalcificación
Deben tomarlo con mucha prudencia aquellas personas con tendencia a la descalcificación, sobre todo dental.

En casos de úlcera gastroduodenal
Las frutas y zumos ácidos están desaconsejados por ser irritantes químicos, si bien algunos autores afirman que neutralizan la acidez gástrica.

ALIMENTACIÓN Y ENURESIS NOCTURNA

Muchas personas piensan que el hecho de orinarse en la cama está más relacionado con lo que se bebe que con lo que se come. Sin intentar reducir el problema a una única causa (no hay que olvidar también las posibles causas psicológicas), la realidad es que existen numerosos estudios científicos que relacionan la enuresis nocturna con una alergia de origen alimentario. Más allá de las reacciones típicas asociadas a las alergias alimentarias (como erupciones cutáneas, crisis de asma, etc.), existe un gran número de ellas que se presentan de manera «escondida», ocasionando efectos como irritabilidad o ligeras alteraciones de las mucosas internas que no resultan de fácil diagnóstico.

En la actualidad se supone que en España más de medio millón de niños se orinan en la cama a causa de una alergia de tipo alimentario, y en la lista de los principales alimentos alergénicos figuran las frutas cítricas como el limón, la naranja y el pomelo, junto a otros alimentos como la leche de vaca, los huevos, el chocolate, los cereales, el pescado azul y la carne de cerdo. Si se puede demostrar la asociación entre alguno de estos alimentos y la aparición del problema será conveniente eliminarlo de la dieta.

En contacto con los dientes

Ya hemos comentado los efectos negativos de la exposición del esmalte dental al limón. Por ello creemos que no es conveniente utilizarlo, por ejemplo, para enjuagues o cualquier otra aplicación tópica en la boca.

En contacto con las mucosas y los ojos

Se aconseja que las aplicaciones cosméticas que utilizan el zumo de limón eviten el contacto de las mucosas (labios, por ejemplo) a las que pueden dañar y también debe tenerse cuidado con los ojos. Aunque algunos autores lo recomiendan diluido para algunas afecciones de los ojos (e incluso gotas de zumo de limón directamente sin diluir) creemos que existen otras aplicaciones tópicas muy bien contrastadas y menos arriesgadas (por ejemplo, el lavado de ojos con infusión de manzanilla).

El limón en la cocina y en casa

COMPRA

Las características básicas a las que deberemos prestar atención para comprar buenos limones son: que tengan color homogéneo, que sean brillantes, firmes y pesados.

CONSERVACIÓN DE LOS LIMONES

Es indispensable conservar la fruta en casa en buenas condiciones para mantener su calidad higiénica, organoléptica y nutricional.

Al margen del plátano, cuya temperatura óptima de almacenamiento es de 12 a 14° C, las demás frutas pueden guardarse en el frigorífico. El cítrico es una de las frutas que admite mayor tiempo de conservación: unos diez días si la fruta está madura. Su particular corteza los hace más resistentes a los golpes que otras frutas y los aísla más del exterior, así como su bajo pH puede ejercer un efecto protector. De hecho, el limón es una de las frutas que puede conservarse durante más tiempo. Como todas las frutas, cuando se parte debe consumirse cuanto antes.

Cuidado con los recipientes que se utilicen

La intoxicación por metales pesados, como el plomo, el mercurio y el cadmio, es muy importante y de nefastas consecuencias para la salud humana.

Los alimentos pueden ser, en muchas ocasiones, vehículo de entrada de estos tóxicos, sea porque los han adquirido durante el proceso de su producción (contaminación atmosférica, de las aguas), sea por reacciones que pueden ocasionarse posteriormente. Una de las vías de entrada del plomo en el organismo es la oral y el riesgo toxicológico está en función de su solubilidad; el plomo se solubiliza fácilmente en ácidos orgánicos habituales en muchos alimentos, como el acético, el cítrico, el málico y el tartárico. En consecuencia, debería evitarse el contacto de los alimentos con un mayor contenido en estos ácidos, tales como frutas y vinagre, con cerámicas con vidriados a base de sales de plomo, cacerolas con esmaltes que contienen plomo y envases de hojalata con soldaduras a base de soldadura blanda (aleación de plomo y estaño). La Environmental Protection Agency de Estados Unidos ha estimado que las conservas aportan en la actualidad el 15 % del plomo transmitido por los alimentos que recibe el consumidor medio de aquel país.

Recientemente, se sospecha que los niños pueden ser especialmente sensibles al plomo al nivel del sistema nervioso central y se ha aventurado la hipótesis de que ello podría repercutir sobre su comportamiento: retraso escolar, niños distraídos y agresivos.

Sin duda, recibiremos respuestas más concretas en los próximos años, habida cuenta de que, lejos de disminuir, aumenta el riesgo de contacto del individuo con este metal pesado. En la actualidad, son muchos los países industrializados (Estados Unidos, Canadá, Alemania, Bélgica, Suecia, Francia, etc.) que están evaluando cuál es el consumo diario de plomo de sus habitantes. Entretanto, evitemos poner el limón en contacto con recipientes que contengan plomo.

LA ELABORACIÓN DEL ZUMO

Como se ha comentado, el limón rara vez se consume «comido», sino en forma de zumo. La manera más habitual de preparación es mediante exprimido manual o mecánico.

Existen distintos exprimidores fabricados con diferentes materiales, pero lo cierto es que más que metálico o de plástico sería conveniente utilizar un exprimidor de cristal.

Para sacarle el máximo partido a la hora de exprimirlo, es conveniente pasarlo antes bajo un chorro de agua tibia o moderadamente caliente y luego, a continuación, presionarlo suavemente con la mano con movimientos circulares sobre una superficie dura. Es frecuente que con las maniobras propias del exprimido pasen al zumo pequeñas partículas de la pulpa. A algunas personas les molesta encontrar estos pequeños trozos de pulpa en el zumo y prefieren colarlo, lo cual se puede hacer mediante un colador fino o a través de un paño de fibras naturales como algodón o lino. Desde una perspectiva nutricional, este filtrado no es necesario, incluso es mejor consumir el zumo sin colar. Lo que debe evitarse es la presencia de pepitas que, en ocasiones, pueden provocar atragantamientos. En invierno, el agua con la cual diluiremos el zumo se puede entibiar, pero no calentar en exceso, para acomodar la temperatura. En ausencia de exprimidor, también podemos obtener zumo estrujando el limón con las manos, en especial si los frutos están muy maduros, pero el rendimiento en cantidad de zumo es siempre inferior.

Como ocurre con otras muchas frutas, el limón también se puede licuar. Para ello será necesario pelarlo previamente y, si es posible, eliminar las pepitas. Con este método obtendremos un zumo con mayor cantidad de pulpa y una textura ligeramente cremosa. Con todo, como se mantiene su elevado grado de acidez, es necesario rebajarlo con agua o con el zumo de otras frutas que licuemos. Tanto si lo exprimimos como si lo licuamos, el zumo debe prepararse inmediatamente antes de su consumo, para evitar las pérdidas de sus nutrientes. También en ambos casos es conveniente limpiar de inmediato los instrumentos con los que hayamos elaborado el zumo para evitar que la acidez dañe los materiales.

EL LIMÓN Y EL MÁRMOL DE LA COCINA

La acidez del zumo de limón «se come» el mármol y, por ello, deberá evitarse su contacto.

USOS CULINARIOS DEL LIMÓN

El limón como aromatizante

Tanto el zumo de limón como su piel (así como su esencia) son utilizados en la confección de muchos de nuestros platos tradicionales y forma parte de nuestra cultura gastronómica. Sobre todo interviene en la confección de salsas y en la elaboración de postres.

Limón en la elaboración del requesón

Cuando hacemos requesón en casa podemos cortar la leche previamente calentada con el zumo de uno o dos limones. Advertimos, no obstante, que su uso dejará un ligero sabor a esta fruta, más cuanto más limón utilicemos.

Al contrario, en aquellas preparaciones en que quiera evitarse la coagulación y que contengan leche y/o huevos y deba añadírseles un alimento ácido como el limón, se deberá agregar en pequeñas cantidades y a temperatura no demasiado elevada.

Con zumo de frutas
Añadir zumo de limón al zumo de otras frutas puede ayudar a realzar el gusto de éstas, además de enriquecer su contenido en vitamina C.

Con caldo vegetal
La adición del zumo de limón al caldo vegetal ayuda a mejorar el sabor y aumenta su contenido vitamínico (vitamina C).

Con el pescado y el marisco
Éste es uno de los usos culinarios clásicos del zumo de limón y la única ocasión en la que muchas personas lo utilizan.

En aderezos
El zumo de limón, junto con plantas aromáticas, puede ser utilizado en maceraciones, principalmente de carne de aves y conejo.

En la elaboración de la mayonesa
En la elaboración de la mayonesa puede utilizarse zumo de limón en lugar de vinagre. Si se añade el zumo de limón al huevo antes que el aceite, la cantidad de ésta que se puede incorporar al principio aumenta. Cuando se añade vinagre en el curso del batido se reúnen partículas de aceite ya emulsionadas, haciendo la mayonesa más fluida.

No obstante, es habitual preparar la mayonesa con vinagre e incorporar sólo unas gotas de zumo de limón para darle un punto de sabor.

En la cocción de hortalizas
Siempre que la preparación lo permita, la adición de unas gotas de zumo de limón, o en su defecto vinagre, a mitad de la cocción reducirá su pH, haciéndolo más ácido y con ello protegiendo mejor las vitaminas hidrosolubles contenidas en estos alimentos.

Como conservante

El zumo de limón, debido a su bajo pH, es un buen sustituto del vinagre para conservar los alimentos.

En preparaciones varias

El zumo de limón potencia el sabor de las plantas aromáticas y las frutas, por ejemplo en compotas.

Limonada veraniega

Verter el zumo de dos o tres limones en 1 litro de agua, añadir miel o azúcar al gusto (20 o 30 g/l), añadir cubitos de hielo y dos o tres hojas de menta fresca. Servir bien fría.

En refrescos a base de zumos de fruta

Aunque no se trate de preparaciones caseras, son bebidas habituales en nuestros hogares. Se elaboran a partir de zumos, mezclas de zumos o concentrados de éstos con la adición de sacarosa, agua y, en muchos casos, anhídrido carbónico y/u otros aditivos. Tienen gran importancia en el mercado, especialmente los que provienen de los cítricos; contienen una proporción mínima de fruta del 6 %.

Cortezas

Se denominan así los productos elaborados con el epicarpio (flavedo) y mesocarpio (albedo) de los frutos cítricos. Esta corteza puede presentarse al natural (conservada en estado fresco por medio de anhídrido sulfuroso o cloruro sódico), deshidratada (su contenido en agua se ha reducido menos del 10 %) y edulcorada (a la que se han añadido azúcar, glucosa, fructosa o miel); dentro de estas últimas se distinguen las confitadas, en almíbar o escarchadas.

El muesli del doctor Bircher-Benner

El nombre de este doctor suizo ha pasado a la historia de la medicina natural gracias a este preparado tan simple como saludable:

Ingredientes
zumo de 1 limón
zumo de 1 naranja
2 cucharadas soperas de copos de cereales
1 manzana
1 o 2 yogures desnatados
1 cucharada de fruta seca (pasas, dátiles, etc.)
1 cucharada de frutos oleaginosos (almendras, avellanas, etc.)
1 cucharadita de miel (opcional)
piel de 1 limón biológico rallada (opcional)

Preparación
Se exprime el zumo del limón y de la naranja, dejando remojar en él las dos cucharadas soperas de copos. Mientras tanto, se ralla la manzana, se añade el yogur desnatado y se mezcla con los copos y el zumo. A continuación se añaden la fruta seca y los frutos oleaginosos.

Si se quiere endulzar y darle un toque aromático se pueden añadir la miel y la piel rallada del limón.

Se trata de un preparado que resulta altamente energético, nutritivo y sabroso. Su base está constituida por los tres grupos de alimentos básicos que deben figurar en un desayuno ideal: frutas, cereales y lácteos. Por ello es una excelente opción para la primera ingesta del día. Pero también puede tomarse en otros momentos de la jornada, por ejemplo, durante la merienda. Encuentra gran aceptación entre los pequeños y jóvenes, constituye un excelente alimento para todos los grupos de edad, también tiene cabida en muchas dietas terapéuticas.

Té con limón

El té es, junto con el café, una de las bebidas más consumidas en el mundo. Desde una perspectiva estrictamente nutricional, no se puede esperar mucho de él, con la excepción de su contenido en flúor que, para algunos autores, llega a ser suficiente para contribuir con su consumo a prevenir las caries. Últimamente, el interés que ha despertado el consumo de té va más allá de los nutrientes y está relacionado con su poder antioxidante debido a su contenido en polifenoles. Así, por ejemplo, diferentes estudios han indicado que existe una relación directa entre el consumo de té y las enfermedades cardiovasculares, considerando que los efectos antioxidantes de los flavonoides del té se encuentran entre los mecanismos potenciales que pueden estar detrás de este efecto protector. Recientes investigaciones han indicado que, absorbidos en gran cantidad, el té verde y el negro disminuyen el índice de colesterol en la sangre y la Sociedad Española de Arteriosclerosis lo coloca entre las bebidas que pueden tomarse a diario, hasta tres tazas diarias. También es cierto que el té contiene cantidades importantes de taninos y se comporta como un potente inhibidor de la absorción intestinal del hierro contenido en los alimentos de origen vegetal y de parte del hierro contenido en alimentos de origen animal. Por ello se recomienda no tomarlo después de las comidas. No es ninguna casualidad que la hora del té sea a las cinco de la tarde, es decir, fuera de las comidas principales y en un momento en el que algunas personas parecen agradecer un pequeño «toque» estimulador, que puede deberse a su contenido en cafeína (una taza de té aporta unos 50 mg de esta sustancia).

Puede que tampoco sea casualidad que tradicionalmente se tome el té con limón. Quizás el limón podría disminuir en parte este efecto negativo sobre la absorción del hierro, al tiempo que le sumaría su propia capacidad antioxidante.

USOS PRÁCTICOS EN EL HOGAR

Aromatizante
El popurrí es una mezcla homogénea de flores y hojas aromáticas secadas a las que se añaden especias aromáticas y agentes estabilizantes o fijadores del aroma que suelen ser la sal común y la raíz de lirio, la clave de su larga duración. Entre los muchos ingredientes que pueden añadir es posible utilizar el limón, que contribuirá con su aroma refrescante (la piel de limón en polvo o bien el limón partido por la mitad en el que hundiremos clavo de especia aromático).

La piel molida del limón puede utilizarse también en la confección de almohadones y cojines aromáticos de hierbas.

Eliminar los malos olores de los utensilios de cocina
Los utensilios que conservan olores penetrantes, como por ejemplo olor a pescado o cebolla, se desodorizan frotándolos con limón.

Limpiar objetos
Para limpiar objetos de plomo y cobre se frotan bien con un limón partido por la mitad. Después se secan con un paño limpio y seco.

Quitar manchas
Para eliminar manchas de óxido sobre tela se cubren éstas con una mezcla de sal y zumo de limón y se lava el tejido al cabo de 30 minutos.

Ahuyentar las polillas
Se confeccionan bolsitas con pericarpio seco de limón y se colocan en los armarios.

Limón para gourmets

Cóctel cítrico

Ingredientes para una persona
  1 naranja
  1 pomelo
  1 limón

Preparación
Exprimir cada una de las frutas. Mezclar bien.

Tropical lemon

Ingredientes para dos personas
  1/2 papaya
  1 mango
  2 limones

Preparación
Pelar las tres frutas y pasarlas por la licuadora. Mezclar bien. Servir frío.

Rojo limón

Ingredientes para una persona
1 remolacha pequeña
12 fresas bien maduras
1 limón

Preparación
Pasar la remolacha y las fresas por la licuadora. Exprimir el limón y añadir el zumo. Mezclar bien.

Batido de pera al limón

Ingredientes para dos personas
4 peras tipo blanquilla
1 taza de leche (250 ml)
2 limones
canela en polvo

Preparación
Exprimir los limones. Batir el zumo de limón, las peras y la leche en la batidora hasta obtener una pasta ligeramente cremosa. Colocar en copas y espolvorear la canela. Servir frío.

Granizado de limón y melocotón

Ingredientes
4 limones
250 gramos de melocotón
200 gramos de azúcar
1 litro de agua
hielo picado

Preparación
Exprimir los limones y colar el zumo. Pelar y trocear los melocotones y licuarlos. Mezclar el zumo de limón, el jugo de melocotón, el agua y el azúcar. Picar el hielo en la batidora y llenar la mitad de un vaso. Añadir la mezcla anterior y remover con una cuchara. Introducir una pajita y servir.

Sorbete de limón

Ingredientes para 4 personas
   4 limones
   200 g de azúcar
   2 claras de huevo
   Cáscara rallada de 1 limón
   1/2 rama de canela o unas hojas de menta
   1 pellizco de sal
   1/2 litro de agua

Preparación
Rallar la cáscara de un limón y exprimir el zumo de los demás. Poner a cocer el agua con el azúcar y la canela y, cuando empiece a hervir, mantener cociendo durante unos 10 minutos. Dejar enfriar. Cuando esté casi frío, mezclar con los zumos y la cáscara rallada, también se puede echar un poco de canela molida. Colocar en el congelador.

Cuando empiece a congelarse, batir las dos claras a punto de nieve bien firmes (con un pellizco de sal) y mezclar con lo que hemos puesto en el congelador. Poner de nuevo a congelar hasta que esté bien frío y duro.

Otoño agridulce

Ingredientes para dos personas
   2 tazas de uva negra
   1 taza de uva blanca
   1/2 vaso de zumo de limón
   1 cucharadita de jengibre fresco pelado y cortado en pedacitos
   3 cubitos de hielo
Preparación
Combinar todos los ingredientes en la batidora hasta formar un batido suave.

Zumo de hinojo, limón y leche

Ingredientes para una persona
   1 limón
   200 ml de leche
   hinojo
   cubitos de hielo

Preparación
Lavar el hinojo y licuarlo. Mezclar con el zumo del limón y verter en un vaso lleno de cubitos de hielo. Agregar la leche y mezclar bien.
   Servir decorado con una ramita de hinojo.

Ácido radical

Ingredientes para una persona
   2 zanahorias medianas
   1 remolacha roja pequeña
   1 limón mediano

Preparación
Exprimir el limón para el obtener el zumo. Licuar las zanahorias y la remolacha. Mezclar bien todos los ingredientes.

Limón de verano

Ingredientes para dos personas
- 1 taza de melón cortado en cuadritos
- 1 taza de sandía cortada en cuadritos
- 1/2 vaso de zumo de limón
- 2 cucharadas de miel de abeja
- 10 hojas de menta fresca
- 3 cubitos de hielo

Preparación
Colocar todos los ingredientes en la batidora. Batir hasta obtener una masa cremosa.

Zumo revitalizante

Ingredientes para una persona
- 1 manzana delicia
- 1 penca de apio mediana y un par de hojas verdes
- 1 limón
- 1 pomelo

Preparación
Pelar las frutas y pasarlas junto con el apio por la licuadora. Servir en frío.

Ácido silvestre

Ingredientes para dos personas
   1/2 taza de frambuesas
   1/2 taza de moras
   1 rodaja de piña natural
   1 limón

Preparación
Pasar las frambuesas, moras y la piña por la licuadora. Añadir el zumo de limón exprimido.

Crema delicia

Ingredientes para una persona
   75 g de requesón
   1 cucharada sopera plana de miel líquida
   el zumo de 1 limón

Preparación
Poner todos los ingredientes en un tazón. Amasarlos bien con un tenedor hasta obtener una crema fina. Es ideal para acompañar con pan, galletas, otras frutas, etc.

Batido cítrico al chocolate

Ingredientes para dos personas
   1 rodaja de piña natural
   2 naranjas
   1 limón grande o dos medianos
   1 vaso de leche
   2 cucharadas soperas rasas de virutas de chocolate

Preparación

Pasar la piña y la naranja por la licuadora. Poner el zumo en la batidora junto con el zumo del limón y la leche. Batir bien hasta conseguir una crema de textura suave.

Colocar en dos recipientes y esparcir por encima el chocolate.

Yogur trópico

Ingredientes para dos personas
- 2 yogures naturales desnatados
- 1 limón grande o 2 medianos
- 2 cucharadas soperas rasas de melaza de caña
- 2 pencas de papaya fresca

Preparación

Colocar los yogures en un recipiente grande. Añadir el zumo de limón y la melaza. Remover bien hasta conseguir una textura fina. Cortar la papaya a dados de tamaño mediano. Incorporar la papaya en el interior. Servir bien frío.

Bibliografía

Belitz, H. D., y W. Grosch: *Química de los alimentos,* Acribia, 1985.

Bricklin, Mark (coord.): *Nutrición y salud natural,* Bellaterra, 1989.

Código Alimentario Español, Tecnos, 1988.

Departament de Sanitat i Seguretat Social de la Generalitat de Catalunya: *Protocols dietètics per a l'atenció primària,* 1992.

Dupin, H., y J.-L. Cuq: *Alimentation et nutrition humaines,* S. E. Editeurs. 1992.

Duraffourd, I., D'Hervicourt, y J.-E. Lapraz: *Cahiers de Phytothérapie Clinique,* núm. 1-4, Ed. Masson, 1983.

Entrala Bueno, A: «Dietoterapia en la diabetes mellitus», *Nutr. Clin.,* 11, núm. 6 (1991).

Fennema, O. R. (dir.): *Química de los alimentos,* Acribia, 1993.

Font Quer, P.: *Plantas medicinales. El Dioscórides renovado,* Labor, 1987.

Goodhart, R., y M. E. Shils: *La nutrición en la salud y en la enfermedad,* Salvat, 1987.

Grande Covián, F.: *Nutrición y salud,* Temas de Hoy, 1991 (15.ª ed.).

Guilland, J. C., y B. Lequeu: *Les vitamines: du nutriment au médicament,* Medicales Internationales, 1992.

HÉRAUD, G., MAILLARD, Ch. y M. S. BILLAUX: *Diététique du praticien*, Expansion Scientifique Française, 1991.

DÍAZ-PÉREZ, J. L., SANZ DE GALDEANO, G., GARDEAZÁBAL, J. y A. AGUIRRE. «Ácido ascórbico en dermatología», *Rev. Piel*, 9 (1994), 319-322.

KANAREK, R.B., y R. MARKS-KAUFMAN: *Nutrición y comportamiento*, Bellaterra, 1994.

LEDERER, J.: «Les oligoelements: quel avenir?», *Rev. Franç. Endocrinologie*, 35 (1994), 3.

LEHNINGER, A. I., NELSON, D. I. y M. M. COX: *Principios de bioquímica*, Omega, 1993.

MOREIRAS, O, CARBAJAL, A. y M.ª L. CABRERA: *La composición de los alimentos*, Eudema Universidad, 1992.

NATIONAL RESEARCH COUNCIL: *Raciones dietéticas aconsejadas*, Consulta, 1991.

SALUNKE, D. K., y S. S. KADAM: *Fruit Science and Technology*, Marcel Dekker Inc, 1995.

SÁNCHEZ, M., PINO, J., ROGERT, E. y E. RONCAL: «Obtención de aceites esenciales de limón concentrados mediante destilación al vacío y estudio de su composición», *Rev. Alimentaria*, 94, 71.

SANMARTÍ, A. M., LUCAS, M. y L. SALINAS: *Lo fundamental en diabetes mellitus*, Doyma, 1991.

SCHLEMMER, A: *El método natural en medicina*, Alhambra, 1985.

SOUCI, FACHMANN, KRAUT: *Nutrition tables*, MEDPHARM Scientific Publishers, 1994.

TREASE-EVANS: *Farmacognosia*, Interamericana/McGraw-Hill, 1991.

VALNET, J.: *Traitement des maladies par les legumes, les fruits et les céréales*, Maloine Ed., 1982.

WICHTL, M.: *Herbal drugs and phytopharmaceuticals*, MEDPHARM Scientific Publishers, 1994.